Joan Vernikos
*Sitzen gefährdet Ihre Gesundheit!*

*Joan Vernikos*

# Sitzen gefährdet Ihre Gesundheit!

Mit einfachen Bewegungen
die gesundheitsfördernden Wirkungen
der *Schwerkraft* im Alltag nutzen

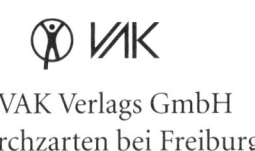

VAK Verlags GmbH
Kirchzarten bei Freiburg

Titel der amerikanischen Originalausgabe:
*Sitting Kills, Moving Heals*
© Joan Vernikos, 2011
ISBN 978-1-61035-018-1
Deutsche Ausgabe mit freundlicher Genehmigung von
Linden Publishing, Fresno (Kalifornien)
Dieses Werk wurde vermittelt durch Interpill Media GmbH, Hamburg.

Bibliografische Information der Deutschen Nationalbibliothek
Die Deutsche Nationalbibliothek verzeichnet diese Publikation in der Deutschen Nationalbibliografie; detaillierte bibliografische Daten sind im Internet unter http://dnb.d-nb.de abrufbar.

VAK Verlags GmbH
Eschbachstr. 5
79199 Kirchzarten
Deutschland
www.vakverlag.de

© VAK Verlags GmbH, Kirchzarten bei Freiburg 2015
Übersetzung: Isolde Seidel
Lektorat: Norbert Gehlen
Coverdesign: Sabine Fuchs, Oberhaching
Coverfoto: Dmitry Zimin / shutterstock.com
Layout: Karl-Heinz Mundinger, VAK
Gesamtherstellung: F. Pustet, Regensburg
Printed in Germany
ISBN: 978-3-86731-162-5

# Inhalt

Vorwort .................................................. 7
Einführung: Sie können die Schwerkraft für Ihre
Gesundheit nutzen ....................................... 10

**Teil I: Warum Sie die Schwerkraft für Ihre Gesundheit brauchen** 17

**Kapitel 1: Schwerkraft für Anfänger** ...................... 19
Wie es Astronauten im Weltraum gesundheitlich ergeht ... 20
Die Schwerkraft und die Entwicklung des Lebens ........ 22
Die Anpassungsfähigkeit des Körpers oder:
Wie er die Schwerkraft „vergisst" ..................... 24
Wie Sie es schaffen, möglichst spät in die Risikozone
zu geraten ............................................ 26

**Kapitel 2: Das Syndrom des Schwerkraftentzugs** ............ 32
Die Folgen von Aufenthalten in der Schwerelosigkeit ..... 33
Der Körper „vergisst", wie das Leben in der Schwerkraft
funktioniert .......................................... 35
Wie man auch auf der Erde einen Entzug von Schwerkraft
erfahren kann ......................................... 38
Wenn man sich der Schwerkraft entzieht –
die „Gravipause" ...................................... 40
Wie man bereits ab 20 auf den Schlitterpfad geraten kann . 42
Meine Vision: ein besseres Leben durch Nutzen der
Schwerkraft ........................................... 44

**Kapitel 3: Was es heißt, die gesundheitsfördernden Wirkungen
der Schwerkraft zu nutzen** ................... 53
Impulse aus vier Forschungsrichtungen ................. 54
Wie Sie Ihre „Schwerkraft-Fitness" ermitteln ........... 67
Übernehmen Sie Verantwortung dafür, wie Sie die
Schwerkraft nutzen .................................... 70
Es geht darum, neue Bewegungsgewohnheiten auszubilden 71

**Teil II: Wie Sie die Schwerkraft für lebenslange Gesundheit nutzen** ... 75

**Kapitel 4: Empfehlenswerte Alltagsaktivitäten für die Nutzung der Schwerkraft** ... 77
Machen Sie sich natürliche, alltägliche, nicht sportlich geprägte Bewegungen wieder mehr zur Gewohnheit ... 77
Acht Grundsätze für die Gestaltung Ihres Bewegungsprogramms ... 81
Vorschläge für Ihr individuelles Bewegungsprogramm ... 85

**Kapitel 5: Der Stellenwert von Alltagsaktivitäten, sportlichem Training und Schwerkraft-Trainingsgeräten** ... 107
Die Gesundheits- und Fitnesspyramide ... 109
Tanken Sie Ihren Körper auf! ... 121
Mit Schwerkraft-Trainingsgeräten die Schwerkraft manipulieren ... 123

**Kapitel 6: Schwerkrafttherapie – Hilfe bei gesundheitlichen Problemen** ... 134
Stoffwechselstörungen ... 138
Gehirnschädigungen von Geburt an ... 138
Entwicklungsbeeinträchtigungen ... 141
Gehirnschädigungen bei Erwachsenen ... 142
Rückenmarkverletzungen ... 143
Die Gewichtsbelastung variieren – mit Hyperschwerkraft ... 146
Die Schwerkraftrezeptoren anregen ... 152

Nachwort ... 158

**Anhang** ... 161
Fragebogen zu Ihrem Gesundheitszustand ... 161
Danksagungen ... 167
Quellenverzeichnis ... 168
Stichwortverzeichnis ... 174
Über die Autorin ... 181

# Vorwort

Eines Tages im Jahr 1997 kam der frühere Astronaut John Glenn mit einem Stapel Aufzeichnungen in mein Büro bei der Nationalen Luft- und Raumfahrtbehörde (NASA). Er leitete damals im amerikanischen Senat den Ausschuss für Altersfragen und er war fasziniert von den Parallelen zwischen seinen persönlichen Erfahrungen im Weltraum und meinen Forschungsbeobachtungen bei der NASA zu den Auswirkungen der Schwerkraft auf den menschlichen Körper. Erstaunlicherweise wollte Senator Glenn noch einmal in den Weltraum fliegen – aber ihm war daran gelegen, dass seine Erfahrungen dabei einen praktischen wissenschaftlichen Nutzen haben sollten. Ich war begeistert und bereit, ihn darin zu unterstützen, und schmiedete sofort Pläne dafür, wie wir seine Gesundheit *während* des Fluges und *danach* sorgfältig überwachen könnten.

Im November 1998 trat ein sehr fitter John Glenn im Alter von 77 Jahren mit der Raumfähre *Discovery* seinen langersehnten erneuten Flug ins All an. Er flog nicht als Passagier, sondern durchlief das gleiche strapaziöse Astronautentraining wie die anderen Crewmitglieder, und das alles, während er im Senat noch sein volles Arbeitspensum erledigte. Und während dieser Mission führte er seinen speziellen Anteil an Experimenten und Aufgaben aus.

Den meisten Menschen ist nicht klar, dass Raumfahrer, die sich lange im Weltall aufhalten, nach ihrer Rückkehr immer unter einer gewissen körperlichen Entkräftung leiden, weil die Schwerelosigkeit im All dem Körper stark zusetzt und schadet. [Anmerkung des Verlags: Der Begriff „Schwerelosigkeit" kann leicht missverstanden werden: Er bezeichnet nicht die völlige Abwesenheit, das Fehlen der Schwerkraft. Denn die Reichweite der Schwerkraft ist prinzipiell unendlich. Allerdings gibt es Zustände, in denen die Schwerkraft entweder *nicht wirkt* oder ihre Auswirkungen *nicht festzustellen* sind (eher im Sinne von „Gewichtslosigkeit"). Das ist dann der Fall, wenn Schwerkraft und Trägheitskraft entgegengesetzt gleich, also im Gleichgewicht sind und sich damit in der Wirkung gegenseitig aufheben. In diesem Sinne herrscht an Bord einer

Raumstation Schwerelosigkeit und in diesem Sinne wird der Begriff im vorliegenden Buch verwendet.]

Nach Glenns Rückkehr stellten wir zur großen Überraschung der meisten fest, dass sich seine körperliche Reaktion auf seinen neuntägigen Aufenthalt im Weltraum nicht von der seiner sechs wesentlich jüngeren Crewmitglieder unterschied! Hätten seine medizinischen Untersuchungsergebnisse schlechter ausgesehen, so hätten wir natürlich sein fortgeschrittenes Alter als Begründung dafür angesehen. Doch die Tatsache, dass sein Zustand genauso war wie derjenige der anderen, bestätigte unsere aus der Arbeit bei der NASA resultierende Überzeugung, dass der entscheidende Faktor für die eigene Fähigkeit, ungewöhnlichen Herausforderungen zu widerstehen und auf sie zu reagieren, *nicht* das Lebensalter ist – der entscheidende Faktor ist vielmehr, wie gesund und aktiv man lebt.

Leider ruft unsere moderne „sitzende Lebensweise" – die der Schwerelosigkeit ähnelt, die die Astronauten im Weltraum erleben – vielfältige ähnliche Symptome hervor, wie sie auch bei einem Weltraumflug auftreten; und diese Probleme sind bei immer jüngeren Menschen zu erkennen, sogar schon bei Kindern. Noch vor Kurzem gab die amerikanische Regierung bekannt, es gebe mehr gesunde als kranke Menschen. Die *neuen* Zahlen der amerikanischen Gesundheitsbehörde deuten jedoch darauf hin, dass unfassbare 61 Prozent der amerikanischen Bevölkerung mittlerweile krank sind. Über unser Gesundheitssystem ist schon viel diskutiert worden, aber es ist offensichtlich, dass kein System die Kosten der medizinischen Versorgung stemmen kann, wenn fast alle Bürger krank sind; und darauf steuern wir den aktuellen Zahlen zufolge in den nächsten zehn oder zwanzig Jahren zu.

An dieser Stelle ist es ein Leichtes, Ihnen zu vermitteln, warum ich dieses Buch geschrieben habe: Während das ganze Land mit der Frage rang, wer die steigenden Gesundheitskosten bezahlen solle, saß ich da mit einer praktischen, kostengünstigen, wissenschaftlich fundierten Lösung für die Sicherung der Gesundheit, gewonnen aus Untersuchungen, die die Steuerzahler bezahlt hatten! Astronauten verwandeln sich – obwohl ausgewählt gerade wegen ihrer hervorragenden Gesundheit und Fitness, also aufgrund dessen, dass sie „das Zeug" dazu hatten – wegen der Schwerelosigkeit im Weltall gleichsam in Senioren, die 30 oder

40 Jahre älter sind. Doch trotz der schwächenden Wirkung eines Weltraumflugs *erholen* sich Astronauten schon bald nach ihrer Rückkehr zur Erde vollständig. Warum sollten wir nicht das, was wir bei Astronauten festgestellt haben, so nutzen, dass wir übrigen auch davon profitieren?!

Ich entwickelte eine Leidenschaft dafür, klipp und klar und für jedermann verständlich das Wissen weiterzugeben, das wir aus unseren Untersuchungen bei der NASA gewonnen haben. Wenn Astronauten wieder gesund und fit werden können, nachdem sie die krankmachende Wirkung eines Weltraumflugs überwunden haben, dann können das auch Menschen, die aufgrund ihrer sitzenden Lebensweise unter ähnlichen Gesundheitsproblemen leiden. Ich sah mich vor der Herausforderung, einen allgemein verständlichen, praktischen Ratgeber zu bieten, der der Öffentlichkeit zeigt, wie lohnend es ist, uns diese unsere gute alte „Freundin" und Begleiterin, die Schwerkraft, zunutze zu machen, indem wir einfach *Alltagsaktivitäten* ausführen (die sich in ihrer Art von den starken körperlichen Anstrengungen im Fitnessstudio unterscheiden).

Vielleicht meint das ja nur die „faktenversessene" Wissenschaftlerin in mir, aber meiner Erfahrung nach halten Menschen eine Veränderung ihrer Lebensweise dann leichter durch, wenn sie verstehen, *warum* ihr Handeln wichtig ist. Deshalb habe ich mich bald wieder getrennt von Agenten und Verlegern, die mir rieten, „den Leuten einfach zu sagen, *was* sie machen sollen". Nein, ich muss auch das Warum dieser faszinierenden Forschungsergebnisse erklären, die das Leben verändern. Genau das tue ich in diesem Buch; und zusätzlich bekommen Sie einen Leitfaden an die Hand, der Ihnen zu lebenslanger körperlicher Gesundheit verhelfen kann. Warum sollten Sie warten, bis Sie krank sind, bevor Sie sich entscheiden, gesund zu sein?

Auf Ihre weiterhin gute Gesundheit!
*Joan Vernikos*

# Einführung
## Sie können die Schwerkraft für Ihre Gesundheit nutzen

Fühlen Sie sich energiegeladen, wenn Sie morgens aufwachen? Können Sie lächeln über das Wetter, über Ihre Kinder, die in die Schule davonstürmen, und über den Hund, der auf einen Spaziergang drängt? Freuen Sie sich auf Ihr Tagespensum und federt Ihr Schritt? Wenn Sie mit ja antworten, gehören Sie zu den Glückspilzen. Doch wenn Sie wie die meisten Menschen sind, haben Sie wahrscheinlich eher den Drang, sich im Bett zu verkriechen, um noch ein Stündchen zu schlafen. Es fehlt Ihnen einfach an Energie. Sie sind träge. Fragen Sie sich manchmal, ob mit Ihnen etwas nicht stimmt?

Vielleicht könnte Ihr Arzt ein paar Untersuchungen durchführen oder Ihnen Tabletten verschreiben, die Ihnen die Quälerei und die Trägheit erleichtern. Sie wissen nur: Sie haben das Gefühl satt, die Last der Welt ruhe auf Ihren Schultern und Ihren schmerzenden Gelenken; diese Last bremst Sie ab und macht Ihren Tag zu einer Plackerei.

Die folgende Information wird Sie vermutlich überraschen: Wussten Sie, dass das, was bewirkt, dass Sie sich so schwer, müde und schlecht in Form fühlen, genau das Gleiche ist, was den Apfel vom Baum fallen lässt? Die Schwerkraft! Sie können sich von ihr herunterziehen lassen, wie es so viele von uns mit einer sitzenden Lebensweise buchstäblich tun. Oder Sie können sie als einen starken und zuverlässigen Verbündeten gewinnen in Ihrem Bemühen, gesund zu sein und sich wohlzufühlen. Ja, Sie können die Schwerkraft nutzen, um gesund zu werden und zu bleiben. Sie haben die Wahl.

Der menschliche Körper ist ein Wunderwerk. Sie meinen vielleicht, Sie säßen ganz ruhig da, während Sie dieses Buch lesen. Doch in Wirklichkeit bewegen sich Ihre Augenmuskeln beim Lesen, Nervenimpulse wandern von den Augen ins Gehirn, wo weitere neuronale Aktivitäten Sie in die Lage versetzen, die Schriftzeichen als Wörter, Sätze und Gedanken zu interpretieren. Ihr Herzmuskel schlägt und pumpt so Blut durch den ganzen Körper. Die Kapillaren in Ihren Lungen entziehen der Luft, die Sie einatmen, den lebensnotwendigen Sauerstoff. Ihre Verdauungsorgane wandeln Ihre letzte Mahlzeit in Nährstoffe um, die Ihnen Energie geben und Ihr Zellgewebe erneuern. Auch Ihre Knochen nehmen unablässig Kalzium aus der Nahrung auf, um sich aufzubauen und zu reparieren. Selbst das Nervensystem in Ihrem Gehirn erneuert sich ständig. Innerlich ist Ihr Körper also unablässig in Bewegung – falls er jemals damit aufhören würde, wären Sie tot. Ja, man kann sagen, der menschliche Körper ist als „Perpetuum mobile" konzipiert.

Die treibende Kraft hinter diesem *Perpetuum mobile* ist die Schwerkraft. Sie ist farblos, geruchlos, geschmacklos – etwas, was diejenigen von uns, die auf der Erde leben, schon immer für selbstverständlich halten. Wir können sie nicht sehen, doch aus Erfahrung kennen wir ihre vorhersagbare Wirkung: Kinder purzeln hin, Autoschlüssel fallen versehentlich in eine Schlammpfütze, ein Basketball fliegt in elegantem Bogen durch den Korb … Eine Freundin erzählte mir einmal, wie sie ihrem Bruder bei einer Zimmermannsarbeit half, die er als Heimwerker selbst ausführte und bei der er einen geraden senkrechten Strich ziehen musste. Sie griff zu Lineal und Wasserwaage, aber ihr Bruder, der mehr Erfahrung hatte, sagte: „Nutzen wir die Schwerkraft." Er band seine Schlüssel an eine Schnur und ließ sie fallen – und Simsalabim – schon hatten sie einen geraden senkrechten Strich.

Wie beim Zimmern, so ist auch im Hinblick auf unsere körperliche Konstitution die Schwerkraft auf unserer Seite, sie begleitet und unterstützt uns, sie ist für uns von Vorteil – wenn wir sie richtig nutzen. Dank der Schwerkraft wissen unsere Muskeln, dass sie im Einsatz sind, und damit können sie sich wieder aufbauen. Das Gleiche gilt für unsere Knochen und Nervenfasern.

Wissenschaftler wissen seit Langem, dass Pflanzen mithilfe der Schwerkraft gesunde Wurzeln ausbilden, doch niemand wusste um die Rolle der Schwerkraft bei der Gesunderhaltung des menschlichen Körpers – bis wir die Gelegenheit hatten, die eine Personengruppe zu beobachten, die zeitweise *ohne* Schwerkraft, nämlich in der Schwerelosigkeit, gelebt hatte – die Astronauten. In meiner 30 Jahre währenden Forschungstätigkeit und während meiner Zeit als Leiterin der Abteilung für Biowissenschaften bei der NASA war es meine Leidenschaft, dieses Rätsel zu lösen.

Ich habe dieses Buch geschrieben, um Sie teilhaben zu lassen an dem, was man bisher darüber weiß, wie Körper und Gehirn die Schwerkraft nutzen müssen, um gesund zu bleiben. Wussten Sie, dass unser Gehirn die Schwerkraft automatisch in „Karten" und Programme überträgt, die in unser Nervensystem eingebrannt sind und uns koordinierte Bewegungen ermöglichen? Das haben wir durch die Raumfahrt herausgefunden. Es bedeutet:

> Ohne Schwerkraft ist Bewegung ineffektiv und die Schwerkraft ist ausgesprochen schädlich, wenn wir uns nicht bewegen.

Dank der neueren Forschung in dieser Richtung können wir Kriterien und Empfehlungen dafür entwickeln, wie wir die Schwerkraft für einen guten Gesundheitszustand nutzen können. Dabei stellt sich heraus, dass sich die *beste* Methode von der *üblichen*, nämlich mehrmals pro Woche im Fitnessstudio zu trainieren, deutlich unterscheidet. Das *optimale* Vorgehen besteht vielmehr darin, sich den ganzen Tag über zahlreichen häufigen Reizen oder Impulsen von geringer Intensität auszusetzen, und das 365 Tage im Jahr. Mit anderen Worten, das Geheimnis für eine gute Gesundheit, das die Weltraumforschung enthüllt hat, ist die Notwendigkeit ständiger Bewegung.

Doch wer wollte behaupten, dass wir die Schwerkraft nicht bereits nutzen? Wie könnten wir das überhaupt verhindern, da wir ihr doch in jeder Minute unseres Erdenlebens ausgesetzt sind? – Das stimmt; doch wir Menschen von heute nutzen die Schwerkraft viel weniger, als es unsere Vorfahren zu allen Zeiten taten. In prähistorischer Zeit mussten sich die Menschen ständig bewegen, um sich zu verteidigen oder vor Gefahren davonzulaufen und um zu jagen und Nahrung zu sammeln. Über Jahrmillionen haben sich die menschlichen Gene so entwickelt, dass sie den Anforderungen an unablässige Bewegung entsprachen. (Das gilt für *innere* Bewegungen ebenso wie für Ganzkörperbewegungen.) Als sich die Zivilisation weiterentwickelte, pflügten die Menschen auch weiterhin das Land, hüteten Tiere, schnitten Bäume, arbeiteten schwer und liefen von einem Ort zum anderen. Sie waren immer noch in Bewegung.

Mit der industriellen Revolution hat sich das schon gewandelt, doch die große Veränderung setzte im 20. Jahrhundert ein. Angeregt durch den Zweiten Weltkrieg und das Weltraumzeitalter, brachen technische Erfindungen mit atemberaubender Geschwindigkeit in unser Leben ein. Als Erstes war es das Auto, mit dem sich Menschen weiter, schneller und bequemer als je zuvor fortbewegen können; auch mussten dank des Autos beziehungsweise der Motoren Zehntausende Menschen nicht mehr schwer heben, wie es das Anschirren und Füttern von Pferden und das Ausmisten der Ställe mit sich brachte – Pferde waren ja vorher das wichtigste Transportmittel. Im Haus bedeuteten automatische Waschmaschinen und Wäschetrockner das Ende des Abmühens mit schwerer, nasser Wäsche; Elektro- und Gasherde bedeuteten, dass wir kein Holz mehr hacken mussten. In Hof und Garten ersetzen elektrische Rasenmäher und Laubsauger die manuellen Rasenmäher und Rechen. Seit Mitte der 1950er-Jahre mussten Hausbesitzer nicht mehr aus dem Auto steigen, um das Garagentor zu öffnen, und sie konnten bequem zu Hause sitzen und fernsehen, statt ins Kino zu gehen. In den späten 1990er-Jahren wurden die Fahrt zur öffentlichen Bibliothek oder ins Einkaufszentrum, ja, sogar das Hochheben des Telefonhörers weitgehend überflüssig, weil wir Suchmaschinen, Onlinehändler, E-Mails und das Chatten routiniert zu nutzen verstehen.

> Dazu konstruiert, uns das Leben zu erleichtern, wurden die komfortablen technischen Hilfsmittel rasch zu festen Bestandteilen unserer Existenz. Doch viele von uns haben nicht bemerkt, dass diese arbeitssparenden Geräte einen gravierenden Nachteil haben: Sie berauben uns systematisch all der gewohnten Bewegungen, die wir früher ausführten – der unablässigen Bewegungen, die unsere Urgroßeltern tagein tagaus ihr ganzes Leben lang ausführten. Jetzt *sitzen* wir in weit höherem Maße als unsere Vorfahren einfach da. Und viele von uns sitzen praktisch den ganzen Tag. Wir sitzen in unserem Auto, wir sitzen in unserem Büro und wir gehen abends nach Hause und sitzen dort vor dem Fernseher oder am Computer.

Der menschliche Körper ist auf weitaus mehr körperliche Aktivität ausgelegt, als die meisten von uns heute haben. Allerdings haben wir auch ein verständliches Verlangen nach Komfort und diese Erfindungen bieten Komfort in einem Maß, wie ihn früher nicht einmal die Reichsten kannten. Und wie bei jedem intensiven Verlangen führt uns unsere Abhängigkeit von Technik und Technologie in eine nie endende Spirale, sodass wir immer mehr Gerätschaften wollen, die für uns Dinge erledigen, die unsere Vorfahren gewöhnlich selbst machten.

Als Konsequenz erleben wir in der entwickelten Welt einen massiven Anstieg schwerwiegender Gesundheitsfolgen, etwa Fettleibigkeit, Diabetes, Herzerkrankungen, Osteoporose, Muskelschwund und Arthritis, Probleme mit dem Gleichgewicht und der Koordination, schlechter Schlaf sowie Mangel an Energie und Ausdauer. Diese Beschwerden, Störungen und Erkrankungen, die man einst als Folgen des Alterungsprozesses betrachtete, treten mittlerweile viel früher im Leben auf, manchmal sogar schon bei Kindern. Der tief verwurzelte Überlebenstrieb ist jetzt ohne körperliche Arbeit zu befriedigen. Doch unsere menschlichen Gene konnten mit solch einem raschen Wandel im Lebensstil nicht Schritt halten und deshalb leiden wir.

Die Erkenntnis des Kausalzusammenhangs zwischen den modernen, arbeitssparenden Erfindungen und ihren schädlichen Folgen für die Gesundheit kam aus einer höchst unwahrscheinlichen Quelle: aus der Weltraumforschung. Wir haben die Schwerkraft immer als unseren Feind betrachtet, der uns herunterzieht, und davon geträumt, wie befreiend es wäre, in der Schwerelosigkeit des Alls zu schweben! Doch als die Raumfahrer die Erdanziehung hinter sich ließen, waren wir NASA-Mitarbeiter, die wir die Gesundheit der Astronauten überwachten, ziemlich schockiert: Fehlte die Schwerkraft nur ein paar Tage lang, so beschleunigte das das körperliche Degeneration der Raumfahrer. Wir stellten bei ihnen körperliche Veränderungen fest, wie wir sie typischerweise mit dem Alterungsprozess verbinden. Konnte es sein, dass ein Leben ohne die nach unten ziehende Schwerkraft tatsächlich schadet?

Nach unserer Beobachtung gewannen die Astronauten ihre Fitness rasch wieder vollständig zurück, indem sie einfach aktiv auf der Erde lebten. Es wurde offensichtlich, dass die Schwerkraft weit mehr zu einer guten Gesundheit beiträgt, als irgendjemand vorher gedacht hatte. Wir stellten fest:

> Das Leben ohne Schwerkraft ist so, als wäre man bewegungsunfähig, da die Beinmuskulatur, die Knochen, das Gehirn und die Rückenmarkprogramme, die unsere Bewegungen steuern, nicht mehr genutzt werden und deshalb verkümmern. Nichts beschleunigt den Gehirnschwund so sehr wie Ruhigstellung. Mit unserer sitzenden, komfortorientierten Lebensweise haben wir uns freiwillig selbst ruhiggestellt. Die Schwerkraft kann uns nicht unterstützen, solange wir sitzen!

In diesem Buch geht es darum, wie Sie sich (wieder) mit der Schwerkraft verbünden können. Sie erfahren, warum, wann, wie oft, wie viel und wie genau Sie die Schwerkraft am wirksamsten nutzen sollten (und können), um ein Leben lang gesund und voll Energie zu bleiben. Sie erfahren außerdem, wie Sie dem altersbedingten Verfall, der lange als unvermeidlich galt, vorbeugen und fit und gesund bleiben können. Ja, Sie können die Schwerkraft sogar als Therapie für bestimmte gesundheitliche Beschwerden nutzen.

Die Lösung besteht nicht darin, den Komfort und die Annehmlichkeiten, die die moderne Technik zu bieten hat, aufzugeben, sondern darin, Aktivitäten, die der Schwerkraft entgegenwirken, wieder ins Alltagsleben aufzunehmen. Ein wachsendes Bewusstsein für die Schwerkraft bei all unserem Tun und das Bemühen, natürliche, den ganzen Tag durchziehende, *nicht* sportlich geprägte Betätigungen systematisch in lebenslange Gewohnheiten zu verwandeln, ist der erste Schritt zu einem besseren Gesundheitszustand. (Diese neuen Gewohnheiten bezeichne ich gerne als „G-Gewohnheiten" – das G steht für *gravity* = Gravitation, Schwerkraft.) Gesundheitsvorsorge beginnt zu Hause, auf der Grundlage ständiger Bewegung, die Gesundheit, Kraft, Selbstvertrauen und Vitalität „neu startet" und erhält. Wenn dieses System bei Astronauten funktioniert, dann wirkt es auch bei Ihnen!

# Teil I

# Warum Sie die Schwerkraft für Ihre Gesundheit brauchen

## Kapitel 1

# Schwerkraft für Anfänger

Der körperliche Verfall, den Astronauten im All innerhalb weniger Tage erleiden, spiegelt wider, was hier auf der Erde uns allen widerfährt, wenn wir älter werden. Der Aufenthalt im Weltall *verstärkt* allerdings die Veränderungen, die normalerweise erst im Laufe eines ganzen Lebens auftreten. Auf der Erde nimmt unsere Knochendichte ab dem 20. Lebensjahr jährlich um ungefähr 1 Prozent ab. Doch bei Astronauten im Weltall geht die Knochendichte in *einem* Monat um 1,6 Prozent, bei manchen sogar schon in einer einzigen Woche um 1 Prozent zurück! Außerdem verlieren sie an Muskelkraft, ihr Immunsystem wird unterdrückt und ihr Schlaf ist gestört. Wenn sie aus dem All zurück sind, haben sie anfangs weniger Ausdauer, sie schlurfen beim Gehen und haben kein Gleichgewichtsgefühl mehr. Astronauten haben es wirklich nicht einfach!

Glücklicherweise können diese Veränderungen rückgängig gemacht werden, sobald die Astronauten wieder nach Hause kommen und sozusagen mit einem Reha-Programm beginnen. Was genau ist nun ihr Geheimnis, dass sie wieder völlig gesund und fit werden? Was können wir Erdbewohner von der Erfahrung der Raumfahrer darüber lernen, wie wir unsere eigene Kraft und jugendliche Vitalität besser erhalten können? Die Antworten auf diese Fragen bilden die Grundlage für das „Schwerkraft-Rezept" dieses Buches; sie stellen auch eine praktische „Überlebensausrüstung"dar und sichern unser Wohlbefinden hier auf der Erde.

## Wie es Astronauten im Weltraum gesundheitlich ergeht

Im Jahre 1998 verdeutlichte John Glenns beeindruckende Reise ins All mit der Raumfähre *Discovery* ein weiteres Mal die Tatsache, dass Astronauten, die aus dem Weltraum zurückkommen, ein Muster von Symptomen zeigen, die denjenigen ähneln, die wir bei älteren Menschen beobachten. In den 1970er-Jahren, als dies während der Skylab-Missionen erstmals beobachtet wurde, zog die Ärzteschaft anfangs den Schluss, Astronauten würden im Weltall schneller altern. Doch bald wurde klar, dass die Astronauten sich rasch wieder vollständig erholen, sobald sie ihr normales Leben auf der Erde wieder aufnehmen. Kehrte sich der Alterungsprozess um? Und alterten die Astronauten im Weltraum *wirklich* schneller?

Um diese Fragen zu erforschen, mussten wir NASA-Wissenschaftler eine Möglichkeit finden, auf der Erde die Schwerelosigkeit unter Versuchsbedingungen zu simulieren. Wir wussten: Im Wasser zu sitzen war *eine* Möglichkeit dieser Simulation – wir sind im Wasser zwar nicht ganz schwerelos, aber wir wiegen weniger, weil das Wasser, das der Körper verdrängt, gegen uns drückt und einen Auftrieb bewirkt. Doch uns war schnell klar, dass wir Testpersonen nicht länger als ein paar Stunden am Stück bis zum Hals in Wasser tauchen lassen konnten, weil sich dann die Haut zusammenzieht (Runzeln bildet) und andere Probleme auftreten.

Wir probierten verschiedene andere Versuchsbedingungen aus und entschieden dann, dass das einfache Liegen auf dem Rücken die Wirkung der Erdanziehung auf den Körper ausreichend reduziere, sodass sich dabei die Auswirkungen gut untersuchen ließen. Das ist darauf zurückzuführen, dass die Schwerkraft, wenn wir uns hinlegen, nur *vertikal* durch den Rumpf nach unten zieht, jedoch nicht durch die gesamte Körpergröße hindurch (von Kopf bis Fuß).

Während der 30 Jahre, in denen ich diese Frage erforschte, arbeitete ich mit jungen Männern und Frauen, die sich freiwillig gemeldet hatten. An ihnen untersuchte ich die Auswirkungen von Weltraumflügen so genau, wie man das induzieren kann, wenn jemand ununterbrochen im Bett liegt, ohne für einen Gang auf die Toilette oder aus einem anderen Grund aufzustehen. Dabei habe ich festgestellt: Die gleichen Veränderungen, die bei Astronauten auftreten, traten ebenso bei den „freiwillig

Bettlägerigen" auf, wenn auch langsamer. – Aber diese Testpersonen konnten doch wohl nicht tatsächlich schneller altern, nur weil sie im Bett lagen?!

Wie die Astronauten erholen sich auch die „bettlägerigen" Testpersonen, kurz nachdem sie wieder auf den Beinen waren und herumliefen. Aus meinen Studien wurde mir klar: Wie schnell die Versuchsteilnehmer und die Astronauten sich erholen, das hing großenteils davon ab, wie viele Tage sie im Bett oder im Weltraum verbracht hatten. Bei *kurzen* Aufenthalten in der Schwerelosigkeit ist *ein* Erholungstag für jeden Tag im Bett oder im Weltraum erforderlich. Doch bei längeren Phasen (mehr als 30 Tage) geht die Erholung langsamer voran; dann sind eher zweieinhalb Erholungstage für jeden Tag im Weltraum notwendig – und für manche Körpergewebe, etwa die Knochen, noch mehr.

Wie viele andere hatte ich anfangs geglaubt, ein höheres Alter einer Versuchsperson würde diese Erholungsgeschwindigkeit weiter verlangsamen, doch ich wurde eines Besseren belehrt. Ja, als ältere Raumfahrer wie der 77-jährige John Glenn und der 55-jährige Story Musgrave ins All flogen, verschlechterte sich ihr Zustand während des Fluges nicht stärker als der ihrer jüngeren Crewkollegen und sie erholten sich auf der Erde genauso schnell. Aufgrund dieser und vieler anderer Beobachtungen und Experimente kam ich zu dem Schluss: Astronauten *altern* im Weltraum nicht wirklich schneller. Die Schwerelosigkeit führt vielmehr zu einem raschen Fortschreiten *solcher* körperlicher Veränderungen, wie wir sie hier auf der Erde mit dem Alter *assoziieren*.

Doch diese Veränderungen rühren nicht nur daher, dass wir Lebensjahre ansammeln – sie sind in Wirklichkeit direkte Folgen der sitzenden Lebensweise, für die wir uns gern entscheiden, wenn wir älter werden, eine Lebensweise, bei der wir nicht den Gravitations- oder Schwerkraftvektor nutzen, der in der aufrechten Körperhaltung vom Kopf zu den Füßen ausgerichtet ist (und letztlich zum Erdmittelpunkt), sondern stattdessen viel sitzen.

### Ein Physiker im All

Steven Hawking, der britische Physiker, Mathematiker und Autor des Bestsellers *Eine kurze Geschichte der Zeit,* erregte die Aufmerksamkeit der Welt, als er im Alter von 65 Jahren ohne seinen Rollstuhl an Bord der *G-Force One* frei schwebte. Die *G-Force One* war eine speziell umgebaute Boeing 727, die von Cape Canaveral abhob. Seit seinen frühen Zwanzigerjahren leidet dieser prominente Wissenschaftler an einer Motoneuron-Erkrankung, die auch als Lou-Gehrig-Krankheit bekannt ist; sein Erwachsenenleben über ist er größtenteils fast vollständig gelähmt. Unter strenger Beobachtung eines ausgebildeten Teams schwebte Hawking acht Mal ungefähr 20 Sekunden lang – insgesamt befand er sich also rund zweieinhalb Minuten in freiem Fall. Über einen elektronischen Synthesizer und seine hochgezogene Augenbraue sagte ein strahlender Stephen Hawking: „Die kleine Zeitspanne in der Schwerelosigkeit war wunderbar. Ich hätte ewig so schweben können. Weltraum, hier komme ich!"

## *Die Schwerkraft und die Entwicklung des Lebens*

Schwerkraft ist die Anziehungskraft zwischen zwei Massen. Sie ist Teil der Natur, eine Kraft des Universums. Sie hält die Welt zusammen und durch sie sind wir alle verbunden. Die Schwerkraft *stimuliert* den menschlichen Körper auf vielerlei Arten. Wenn Sie aufrecht stehen, spüren Sie die Anziehungskraft, die Sie in Richtung Erde zieht. Wenn Sie entspannt sind, lassen Sie sich von der Erde „hinunterziehen" – auch das bewirkt die Schwerkraft.

Die Schwerkraft erdet uns zuverlässig. Sie bestimmt, wie wir aussehen, wie wir „funktionieren" und wie viel wir wiegen. Sie zieht nur in eine einzige Richtung: nach unten. Wenn wir aufstehen, dann sagen wir, wir erlebten 1 G, also 1 Einheit Erdschwerkraft. Wie wir uns in Bezug auf diese unsichtbare, farblose, geruchlose und stille Kraft hin orientieren oder ausrichten, das entscheidet daher, wie wir den Vektor der Schwerkraft nutzen, um unsere verschiedenen Körperteile zu aktivieren.

Bergab können Sie mit weniger Kraftaufwand schneller laufen, weil die Schwerkraft an Ihrem Körper zieht und Ihnen schneller nach unten verhilft. Wenn Sie versuchen, bergauf vor ihr davonzulaufen, dann macht die Schwerkraft Sie langsamer.

Vom ersten Augenblick des Lebens auf der Erde an und die ganze Entwicklungsgeschichte der vergangenen 3,5 Milliarden Jahre hindurch hat es die Schwerkraft immer gegeben. Angesichts dessen, wie angenehm es sich anfühlt, *nicht* von der Schwerkraft nach unten gezogen zu werden, überrascht es kaum, dass die ersten Formen von Leben im *Wasser* ihren Anfang nahmen, wo sie nicht dem maximalen Einfluss der Schwerkraft ausgesetzt waren. Die Pflanzen auf der Erdoberfläche haben nur eine beschränkte Mobilität und nutzen die Schwerkraft auf relativ einfache Art und Weise. Sie nehmen Richtungsinformationen (nach oben oder unten) auf und unterteilen ihr Innenleben mithilfe der Schwerkraft so in Schichten, dass die Schwerkraft ihr Wachstum und ihre Entwicklung reguliert.

Egal, ob wir über Pflanzen, Tiere oder Menschen reden, der Vektor der Schwerkraft wirkt nicht nur auf den ganzen Körper ein, sondern auch auf die einzelnen Bestandteile. Die verschiedenen Formen des Lebens bestehen größtenteils aus Flüssigkeit. Sie wissen ja wahrscheinlich, dass der menschliche Körper zu ungefähr 75 Prozent aus Wasser besteht. Wie schaffen wir es da, nicht einfach auf den Boden zu „platschen"?

Unser Körper wird von physischen Strukturen in seiner Form gehalten, zum Beispiel von Zellmembranen, die die einzelnen Zellbestandteile voneinander trennen. Wenn Sie aufstehen, zieht die Schwerkraft das Blut in Richtung Füße und Ihr Herz muss massiv gegen die Schwerkraft anpumpen, um Blut in Ihren Kopf zu befördern. Die Schwerkraft sorgt dafür, dass sich bestimmte Bestandteile in einer Flüssigkeit absetzen, und sie sorgt dafür, dass sich Flüssigkeiten vermischen oder trennen, wie in einem Salatdressing. Struktur und Funktion der Zellen sowie der Aufbau der Organe sind so angelegt, dass Zellen und Organe nicht kollabieren, wenn die Schwerkraft sie nach unten zieht.

Unser Nervensystem, das Sie sich als das „Haustelefon" des Körpers vorstellen können, hat gelernt, Veränderungen in der Umgebung wahrzunehmen und darauf zu reagieren, etwa in Form von Reflexen, sodass Sie Ihre Hand vom heißen Herd wegziehen oder bei Kälte nach drinnen gehen. In gleicher Weise haben Nervenzellen und Axone gelernt, den

Schwerkraftvektor wahrzunehmen und darauf zu reagieren. Alles ist so gestaltet, dass es unsere Lebens- und Überlebensprozesse unterstützt.

Im Laufe der Evolution haben die Lebewesen sich kontinuierlich verändert, haben sich höher entwickelt und sind komplexer geworden. Als sie aus dem Wasser aufgetaucht sind, ist das Leben in puncto Schwerkraft auf Nummer Sicher gegangen. Zuerst waren die Lebewesen Amphibien, wie die Frösche und ihre Vorläufer, sie lebten sowohl im Wasser als auch auf dem Land, blieben nahe am Boden und krochen umher; möglicherweise machten sie gelegentlich einen der Schwerkraft trotzenden Sprung in die Luft. Mit den Dinosauriern entwickelten sich dann größere Lebensformen, die stärkere Knochen und Muskeln entwickelten, die der Erdanziehung stundenlang am Stück Widerstand leisten konnten. Dadurch konnten sie mit einem gewissen Abstand zum Boden auf vier Beinen stehen und schneller laufen als Amphibien. Äonen später begannen wir Menschen, die Schwerkraft direkter zu nutzen: indem wir aufrecht auf unseren „Hinterbeinen" balancieren und umherlaufen.

Im Laufe der Evolution musste das Leben sich also entsprechend der Schwerkraft entwickeln, sich auf sie einstellen und an sie anpassen. Man könnte fast sagen: Das Leben ist ein ständiger Balanceakt, ein Prozess der Wechselwirkung zwischen der Körperphysiologie und der Erdanziehungskraft; allerdings ist das ein *einseitiges* Wechselspiel. Die Erdanziehungskraft ändert sich nicht, sie ist allgegenwärtig, deshalb muss sich der Körper verändern und anpassen. Unser Körper ist darauf ausgelegt, wie ein *Perpetuum mobile* in der Schwerkraft zu leben.

## *Die Anpassungsfähigkeit des Körpers oder: Wie er die Schwerkraft „vergisst"*

Die Weltraumforschung bietet ungeahnte Möglichkeiten, die Physiologie des Menschen auf der Erde besser zu verstehen – und wir haben gerade einmal an der Oberfläche gekratzt. Wie Experimente im Weltraum gezeigt haben, sind die Gleichgewichtssensoren im Innenohr außerordentlich anpassungsfähig. Ja, diese Anpassung an das Schwinden der Herausforderung und Stimulation durch die Schwerkraft vollzieht sich innerhalb von Stunden.

## Ein Gedankenexperiment

Eine meiner Lieblingserklärungen der Schwerkraft stammt aus dem Buch *Gravity Is a Mystery*. Franklyn M. Branley schrieb dieses wunderbare Kinderbuch vor vielen Jahren; er war Astronom und früher Direktor des Hayden-Planetariums im *American Museum of Natural History*. Der Kern seiner Darstellung ist folgender:

Wenn Sie ein großes Loch in die Erde graben würden, bis zum Erdmittelpunkt, und wenn Sie danach lange genug weitergraben würden, kämen Sie im Indischen Ozean heraus (– einmal angenommen, Sie würden irgendwo auf der Landmasse der USA beginnen). Wenn Sie nun in dieses Loch hineinsprängen, würden Sie *immer schneller* fallen – Sie würden gewissermaßen „Fahrt aufnehmen" – jedenfalls bis zum Erdmittelpunkt. Auf der anderen Seite des Mittelpunktes würden Sie dann aufgrund des Schwungs, den Sie gewonnen hätten, sozusagen „nach oben" fallen, sich vom Mittelpunkt entfernen und dabei wieder *langsamer* werden, bis die Erdanziehungskraft stärker würde als Ihr Schwung und Sie anhielten. Sie wären dann *fast* im Indischen Ozean angekommen, aber nicht ganz! Branley schreibt:

„Nun würden Sie wieder in Richtung Erdmittelpunkt zurückfallen. Sie würden immer schneller fallen, wieder am Erdmittelpunkt vorbei, aber Sie kämen nicht mehr ganz am Ausgangspunkt an. So würden Sie immer hin und her „pendeln". Jedes Mal würden Sie sich weniger weit vom Erdmittelpunkt entfernen. Hin und her, hin und her. Die Schwerkraft würde immer wieder dafür sorgen, dass Sie in Richtung Erdmittelpunkt fielen. Sobald Sie ihn passiert hätten, würde die Schwerkraft Sie wieder zurückziehen. Nach sehr langer Zeit würde diese Pendelbewegung zum Stillstand kommen und Sie würden im Erdmittelpunkt verharren. Die Schwerkraft zieht Sie nämlich zum Mittelpunkt der Erde."[1]

Die NASA-Wissenschaftlerin Muriel Ross zeigte, dass diese Anpassungsfähigkeit bei Schwerelosigkeit darin zum Ausdruck kommt, dass die Kommunikationsstellen zunehmen, also die Synapsen der Haarzellen, die sich zwischen den Sensorzellen für die Schwerkraft und den Nervenfaserenden auf ihnen befinden.[2] Das Gegenteil tritt bei *verstärkter* Schwerkraftstimulation in einer Zentrifuge ein, hier werden die Sensoren weniger empfänglich. Bei fortgesetztem Aufenthalt in der Schwerelosigkeit werden die Dehnungs- und Berührungssensoren (Propriozeptoren) in den Füßen unempfindlicher und verschwinden vielleicht völlig. Doch das ist bei Astronauten, die bis zu sechs Monate im Weltall waren, noch nicht passiert.

## *Wie Sie es schaffen, möglichst spät in die Risikozone zu geraten*

In unserem Alltagsleben auf der Erde ist es leicht, der Schwerkraft nachzugeben. Wir lieben das entspannende Gefühl, im Bett zu liegen, uns auf der Couch zusammenzurollen oder uns in einem Swimmingpool treiben zu lassen. Weniger gern hingegen unterziehen wir uns der Anstrengung, aus dem Bett aufzustehen, aus dem Auto auszusteigen oder volle Einkaufstaschen ins Haus zu tragen. Irgendwann im Alter zwischen 30 und 40 stellen wir beim Blick in den Spiegel fest, dass unsere Gesichtsmuskeln und bestimmte Körperkonturen nicht mehr so fest und elastisch sind, wie wir sie aus unseren jüngeren Jahren in Erinnerung haben. Eine Freundin erzählte mir, wie sie bereits mit 30 festgestellt habe, dass die Form ihrer Hüften eine flachere Rundung hatte. Sie beschrieb das zwar als „nicht schlimm, nur anders", doch aufgrund solcher körperlichen Veränderungen geraten manche von uns in Panik. Wir halten die Schwerkraft für den Feind, der alles „Richtung Süden" schickt, also nach unten zieht. Und sie wird uns tatsächlich herunterziehen, wenn wir das zulassen.

Deshalb bekommen wir den Rat, Sport zu treiben und aktiv zu sein. Die Methode, unseren Körper elastisch zu erhalten, bestehe darin – so hören wir allgemein –, unsere Muskeln zu trainieren.

Bis zu einem gewissen Grad sind diese Empfehlungen richtig. Doch aus der Weltraumforschung und den Untersuchungen mit den

„bettlägerigen" Testpersonen wissen wir, dass Sport und körperliche Bewegung allein nicht die vollständige Antwort sind. Untersuchungen zufolge waren Bewegungsübungen, war körperliches Training im Weltraum oder bei Bettlägerigkeit hilfreich, doch sie nützte nur selten mehr als 50 Prozent, um Muskel- und Knochenabbau zu verhindern. Um das Herzkreislaufsystem nach 16 Tagen körperlichen Abbaus im Bett wieder „auf Vordermann" zu bringen, müssen Sie auf dem Fahrrad 15 Minuten lang mit voller Kraft in die Pedale treten – aber die Wirkung hält nur 24 Stunden an. Beachten Sie, ich habe hier den Ausdruck „volle Kraft" verwendet. Die Ärzte erlauben Astronauten aber nicht, im Weltraum mit voller Kraft zu trainieren, weil sie Bedenken haben wegen möglicher Arrhythmien; doch ein Training *unterhalb* der maximalen Leistungsfähigkeit scheint – selbst über längere Zeiträume – *nicht* die gleiche Rückgewinnung des ursprünglichen Zustandes zu gewährleisten.

Haben Sie sich schon einmal einem Belastungs-EKG unterzogen? Bei dieser Untersuchung wird man nach und nach an die körperliche Belastungsgrenze herangeführt; die meisten Menschen empfinden ein Belastungs-EKG als recht unangenehm. Stellen Sie sich nun vor, die gleiche Geschwindigkeit 15 Minuten lang beizubehalten. Wir messen mit dieser Untersuchung die maximale Sauerstoffaufnahme ($VO_2$max), also wie viele Liter Sauerstoff Sie relativ zu der „Arbeit", die Sie verrichten, aufnehmen können. Entscheidend ist hierbei, dass anscheinend nur diese *Intensität* das Herzkreislaufsystem wieder auf Vordermann oder auf Touren bringen kann. Aber es ist nicht leicht, 15 Minuten lang so schnell wie möglich in die Pedale zu treten; und ganz sicher ist das nichts, was man freiwillig alle 24 Stunden wiederholen möchte (weil die Wirkung nicht anhält).

Nebenbei bemerkt: Ich habe mich viele Jahre lang mit diesem Thema beschäftigt und mir fällt nur ein einziges Beispiel aus meiner Erfahrung bei der NASA ein, das dem, was ich hier gesagt habe, teilweise widersprechen könnte. Ein russischer Kosmonaut kehrte von einem Weltraumflug in guter Verfassung zurück. Sein Geheimnis? Naja, er hatte sich mit einem Kollegen an Bord zerstritten, deshalb brachte er vor Wut jeden Tag einen großen Teil der Zeit auf dem Laufband zu, um nicht mit dem Crewkollegen kommunizieren zu müssen. Er trainierte täglich bis zu 8 Stunden! Das war das Beste, was er je für sich getan hat! Aber sind Sie nicht froh, dass wir auf einem Planeten mit Schwerkraft leben, sodass wir in Form bleiben können, *ohne so viel* dafür rackern zu müssen? Bewegung ist wertvoll, doch das Vorhandensein der Schwerkraft ist entscheidend dafür, dass die Bewegung wirkt.

Es wurde schon häufig gesagt, wir alle würden entweder alt werden oder jung sterben – es gibt keine dritte Möglichkeit. Doch falls wir das Glück haben, einem frühen Tod zu entgehen und an Jahren alt zu werden, erleiden wir dann *zwangsläufig* den Verfall unserer Knochen, unserer Muskeln und unseres Nervensystems – Dinge, die wir üblicherweise mit dem Altern assoziieren? Wenn Sie jung und gesund sind, während Sie diese Zeilen lesen, halten Sie einen Moment inne und stellen Sie sich folgende Fragen: Ab welchem Alter wollen Sie *nicht mehr* Ski oder Fahrrad fahren können? Ab welchem Alter darf Ihre Knochendichte so weit abgenommen haben, dass ein Sturz auf dem Gehweg zu einem Oberschenkelhalsbruch führt? Ab welchem Alter wollen Sie spezielle Unterwäsche tragen müssen, weil Sie Ihre Blase nicht mehr gut kontrollieren können? Wenn Sie so sind wie die meisten Menschen, wollen Sie möglichst spät an diesen Punkt, in diesen Bereich kommen, den ich hier als „Risikozone" bezeichne.

Die meisten von uns haben schon einmal ältere Menschen gesehen, deren Haltung gebeugt ist, die wackelig laufen und zu schwach sind, sich ohne fremde Hilfe hinzusetzen oder aufzustehen. In diesem Stadium des körperlichen Verfalls wird es schwierig oder unmöglich, eigenständig zu leben. Über diesen Verlust der Unabhängigkeit und Selbstständigkeit denken Menschen, die auf das Rentenalter zugehen, ungern nach. Bei einer Umfrage, die die australischen Forscher Susan Quine und Stephen Morrell unter 8000 älteren Erwachsenen durchführten, erfuhren sie: „Neben der Angst, die körperliche Gesundheit einzubüßen, hatten die Befragten die größte Angst davor, … ihre Unabhängigkeit zu verlieren, verbunden mit der speziellen Angst, in ein Pflegeheim ziehen zu müssen."[3]

Unsere Gesundheit, ja, unser Leben steht auf dem Spiel, wenn wir unsere Selbstständigkeit verlieren. In einer Studie beobachteten Forscher am finnischen Zentrum für interdisziplinäre Geriatrie über 1000 ältere Erwachsene über einen Zeitraum von acht Jahren. Sie teilten diese Erwachsenen in drei Gruppen ein:

- Personen, die vollständig mobil und aktiv waren;
- Personen, die zwar zu einem gewissen Grad beeinträchtigt, aber trotzdem aktiv waren;
- Personen mit Beeinträchtigungen, die viel saßen.

Nach Ablauf der acht Jahre stellten sie fest: „Unter Frauen und Männern war das relative Sterberisiko bei den Beeinträchtigt-Aktiven doppelt so hoch und bei den Beeinträchtigt-Sitzenden drei Mal so hoch wie das der Mobil-Aktiven."[4]

Anders ausgedrückt: Diejenigen, die sich *normal* bewegen konnten, waren mit höherer Wahrscheinlichkeit acht Jahre später noch am Leben als diejenigen mit *eingeschränkter* Mobilität. Und die mobil-beeinträchtigten Personen, die sich *bewegten*, lebten mit höherer Wahrscheinlichkeit noch im Vergleich zu den mobil-beeinträchtigten Personen mit *sitzender* Lebensweise.

Mein Freund Tom Rogers sagte einmal: „Ich möchte gesund und selbstständig sein, bis ich tot umfalle." Und *ich* stimme ihm zu. Wenn ich dieses Thema bei meinen Vorträgen anschneide, sind sich alle einig: Wir möchten so spät wie möglich in die Risikozone kommen.

Wenn Ihre Knochendichte ab dem 20. Lebensjahr bei normalem Gehen um 1 Prozent pro Jahr abnimmt, dann kommen Sie wahrscheinlich in Ihren Achtzigern in die Risikozone. Die maximale Schwerelosigkeit, die man im Weltraum erlebt, erhöht diese Veränderungsrate auf 1 bis 2 Prozent *pro Monat*. Bei den Muskeln ist es ähnlich – 1 Prozent *jährlich* auf der Erde gegenüber 1 Prozent *monatlich* im Weltraum. Selbst auf der Erde würden Sie, wenn Sie sich unterdurchschnittlich bewegen – etwa bei einer extremen sitzenden Lebensweise –, die Risikozone früher erreichen. Falls Sie also viel sitzen, gelangen Sie möglicherweise schon in Ihren Vierzigern oder Fünfzigern in die Risikozone. Und wenn wir nicht aufpassen, verändert sich unser Gleichgewicht bereits in den Zwanzigern, etwa wenn junge Frauen hohe Absätze tragen und dann beim Hinuntergehen einer Treppe auf ihre Füße schauen und sich am Geländer festhalten.

Im Gegensatz dazu lässt sich die Risikozone auch hinausschieben – oder sogar umkehren, wie es die Studie von Maria Fiatarones aus dem Jahr 1994 zeigt. Sie arbeitete in einem Rehabilitationszentrum in Boston mit etwa 90-jährigen Männern und Frauen. In Zusammenarbeit mit

Kollegen von der *Tufts University* belegte sie: Ein zwölfwöchiges Training mit Gewichten verbesserte die Muskelstärke und Muskelausdauer und erhöhte sogar die Knochendichte.[5] Davon rede ich, wenn ich sage:

> Wie wir die *Schwerkraft nutzen*, das entscheidet darüber, wie schnell wir altern und in welchem Alter wir in der Risikozone landen.

Wenn Sie sich für eine genauere technische Erklärung zur Wirkung der Schwerkraft interessieren dann vertiefen Sie sich in das Folgende:

### So funktioniert die Schwerkraft

Teilchen und Gegenstände haben Masse. Die Gegenstände können Sterne im Universum sein oder der berühmte Apfel, den Sir Isaac Newton vom Baum fallen sah, oder unser eigener Körper. Sterne und Planeten behalten ihre relative Position im Universum kraft ihres Schwerefeldes und ihrer Masse. Die Schwerkraft hängt nicht nur von der Masse und der Entfernung ab, sondern auch von der Dichte und anderen Faktoren. Deshalb ist es recht kompliziert, die Anziehungskraft eines vorgegebenen Körpers zu berechnen. Doch Folgendes lässt sich leicht merken:

Die Schwerkraft wird in G gemessen und wir legen fest, dass die Erde die Anziehungskraft von 1 G ausübt. Unser Mond hat eine geringere Masse und Anziehungskraft, sie beträgt nur 0,16 G. Der Mars mit einem Durchmesser, der etwa halb so groß ist wie der der Erde, und der im Sonnensystem erheblich weiter von der Sonne entfernt ist als die Erde, hat eine Anziehungskraft von 0,32 G, also etwa ein Drittel der Anziehungskraft der Erde.

Die Erde zieht unsere Körpermasse an, in Richtung ihres Mittelpunktes. Diese Erdanziehungs- oder Schwerkraft bewirkt, dass unser Körper ein Gewicht hat. Sie vermittelt uns auch ein ausgeprägtes Richtungsgefühl. Wann immer wir uns bewegen und unsere Körperhaltung verändern, setzen wir einen *anderen* Körperteil dem Einfluss der Schwerkraft aus.

Die Schwerkraft ist außerdem eine Beschleunigungskraft. (Beschleunigung = Zunahme der Geschwindigkeit unserer Bewegungen) Der Reserveastronaut Bob Phillips beschreibt es seinen Studenten so: Wenn Sie ohne Fallschirm aus einem Flugzeug springen, legen Sie in der ersten Sekunde 9,8 m zurück, in der zweiten Sekunde doppelt so viel und so weiter, bis der Luftwiderstand Ihre Beschleunigungsgeschwindigkeit verlangsamt und schließlich stoppt. Ab diesem Punkt fallen Sie mit *konstanter* Geschwindigkeit. Irgendwann wird der Erdboden Ihren freien Fall stoppen und Sie zerschmettern aufgrund des Aufpralls Ihrer akkumulierten Erdbeschleunigungskraft – es sei denn, ein Fallschirm verlangsamt Ihren Fall.

Ein weiteres Beispiel: Wenn Sie vom Boden hochspringen, so hoch Sie können, *landen* Sie vielleicht mit einer Wucht von bis zu 6 G, Ihrem sechsfachen Körpergewicht, was Ihre Beine und Knöchel erheblich belastet, die den Stoß absorbieren müssten.

Als Neil Armstrong und Buzz Aldrin 1969 auf dem Mond landeten, wurden Bilder zur Erde gesandt, auf denen sie gleichsam in Zeitlupe umherhüpfend zu sehen waren. Die deutlich geringere Schwerkraft auf dem Mond bedeutete, dass ihre Beschleunigung viel, viel langsamer war. Es bedeutete auch, dass sie ohne große Mühe hoch in die Luft springen konnten. Nun können Sie sich ausmalen, welche Rekorde Sportler eines Tages bei den Olympischen Spielen auf dem Mond aufstellen werden …!

## Kapitel 2

# Das Syndrom des Schwerkraftentzugs

In meiner Zeit bei der NASA bestand meine Aufgabe vor allem darin, Wissen und Methoden bereitzustellen, um die Astronauten während ihres Arbeitsaufenthaltes im All gesund zu erhalten. Wir dachten, wenn uns das gelänge, könnte „Otto Normalverbraucher" vielleicht eines Tages in der Zukunft eine Reise mit einem Raumschiff unternehmen, wie er heute mit Schiff oder Flugzeug unterwegs ist. Statt eines Abenteuerurlaubs am Amazonas oder in der Antarktis könnten wir dann vielleicht zum Mond fliegen …!

Der Wettlauf ins All führte dazu, dass wir erstmals verstanden, inwieweit die Schwerkraft, mit der wir hier auf der Erde leben, bestimmt, wie wir aussehen, uns fühlen und funktionieren. In einem Raumschiff stellen wir den Astronauten ein der Erde ähnliches Lebensumfeld bereit, das allerdings nur äußerst geringfügige Schwerkraft aufweist. Es ist der perfekte Ort, um die Folgen von Schwerkraftentzug zu erforschen.

Herauszufinden, wie Raumfahrer im All gesund bleiben können, war jedoch keine leichte Aufgabe. *Vor* dem Weltraumzeitalter prognostizierten Wissenschaftler entsetzliche Folgen, würde man Menschen einem Flug in Schwerelosigkeit aussetzen. Häufig widersprachen diese Vorhersagen einander: Das Herz werde rasen, oder aber: es werde aufhören zu schlagen; der Mensch könne nicht schlafen oder aber: er werde ständig schlafen; ein Astronaut werde euphorisch werden oder aber: er werde zutiefst depressiv werden. Die Knochen würden weich werden, so hieß es; zu essen wäre unmöglich und die Denkfähigkeit wäre eingeschränkt.

Die Sorgen wegen der unbekannten medizinischen Auswirkungen der Schwerelosigkeit waren so ernst, dass zuerst verschiedene *Tiere* in suborbitalen „Null-Schwerkraft"-Flugbahnen fliegen mussten und dann schließlich in vollständigen Erdumlaufbahnen, bevor Juri Gagarin oder Alan Shepard in ihren ersten Wostok- beziehungsweise Mercury-Raumkapseln flogen. Glücklicherweise traten die meisten vorhergesagten Gefahren nicht ein. Die Schwerelosigkeit schien im Allgemeinen erstaunlich gut verträglich zu sein. Wenngleich bereits bei den ersten Flügen wesentliche Veränderungen im menschlichen Körper festgestellt wurden, waren die Raumfahrer, solange sie im Weltraum blieben, nicht beeinträchtigt durch schwächere Muskeln und Knochen, ebenso wenig durch Unfähigkeit, ihr Gleichgewicht zu halten, denn das brauchten sie erst wieder nach ihrer Rückkehr zur Erde.

Immer noch untersuchen Spezialisten für Weltraummedizin auf der ganzen Welt intensiv, wie gravierend diese Veränderungen langfristig sind. An vieles hatten wir nicht gedacht und es musste vieles erforscht werden. Damals konnte ich mir nicht vorstellen, dass diese Untersuchungen mich wieder direkt auf die Erde und nach Hause führen würden – zu dem Zusammenhang zwischen der Schwerkraft und einem langen, gesunden und aktiven Leben.

## *Die Folgen von Aufenthalten in der Schwerelosigkeit*

Kaum waren die ersten Astronauten von ihrem Weltraumflug zurück, klagten sie über eine Art Ohnmachtsgefühl. Walter Schirra bezeichnete es nach seiner Rückkehr von der neunstündigen Mercury-8-Mission im Jahr 1962 als das Gefühl, „benebelt" zu sein. Manche wurden sogar bewusstlos, als sie erstmals wieder aufstanden. Es waren junge, körperlich extrem fitte Militärangehörige und ihre Beine sahen plötzlich dünn und staksig aus. Als der Astronaut Pete Conrad auf dem Deck des Bergungsschiffes stand (vielleicht erinnern Sie sich, die Astronauten landeten anfangs im Meer und mussten dort darauf warten, herausgezogen zu werden), war er entsetzt, als seine Freunde ihn anschauten und ihn „Hühnerbein" nannten.

Zehn Jahre später boten uns die drei Skylab-Missionen der frühen 1970er-Jahre eine bessere Gelegenheit, die Gesundheit der Astronauten zu studieren, weil diese Missionen zwischen 28 und 84 Tagen dauerten und speziell auf die biomedizinische Forschung ausgerichtet waren. Bei diesen längeren Aufenthalten und in den Folgejahren im *Space Shuttle* und auf der internationalen Weltraumstation ISS konnten wir Knochen,

Muskeln, Schlaf und Stoffwechsel untersuchen.[1] Was sich da herausstellte, war eine erstaunliche Kombination von Symptomen, die das Leben im Weltraum charakterisierten. Diese Symptome liste ich hier in der Reihenfolge ihres typischen feststellbaren Auftretens auf.

### Wie der Körper sich in der Schwerelosigkeit verändert:
- „Mondgesicht": geschwollenes Gesicht, keine Falten, ausdruckslos
- Weltraumübelkeit oder besonders deutliches Wahrnehmen des Magens
- Wachstum um 2,5 bis 3,5 Zentimeter, weil die Wirbelsäule länger wird
- Alles dauert länger, weil Bewegungen und Reaktionszeit verlangsamt sind.
- Der Achillessehnenreflex wird schwächer.
- Das Blutvolumen verringert sich.
- Weniger Durst
- Körpergewicht und -masse nehmen ab.
- Austrocknung des Körpers
- Vermehrte Kalziumausscheidung
- Erhöhtes Risiko für Nierensteine
- Das Herz wird kleiner; die Herzleistung nimmt ab,
- Die Herzmuskelwand wird dünner.
- Die roten Blutkörperchen werden weniger; Erythropoetin ist vermindert.
- Ausdauer und aerobe Kapazität nehmen ab.
- Sportliches Training ist fast wirkungslos.
- Bei sportlicher Betätigung wird weniger Wachstumshormon ausgeschüttet.
- Die Regulation der Körpertemperatur ist gestört.
- Muskelschwund; Verlust an Muskelmasse
- Die Muskelkraft lässt nach; die Größe der Muskelfasern nimmt ab.
- Fett tritt an die Stelle des geschwundenen Muskels.
- Die Muskeln reagieren weniger auf Insulin.
- Die Muskeln können weniger Zucker aufnehmen.
- Geschmackssinn und Gehör stumpfen ab.
- Die Körperrhythmen geraten aus dem Takt.
- Der Schlaf ist gestört und nicht erholsam.

- Kalziumverlust der Knochen
- Knochenmasse und -dichte nehmen ab.
- Knochenbrüche heilen langsamer.
- Resorption von Kalzium und Medikamenten im Darm ist herabgesetzt.
- Die Darmperistaltik ist beeinträchtigt; die Passage verzögert sich.
- Erhöhtes Risiko für Blaseninfektionen
- Immunsystem geschwächt
- Wundheilung verlangsamt
- Ausbruch von Augen- und Zahnfleischinfektionen
- Ausbruch latenter Virusinfektionen wie Herpes
- Wirksamkeit von Antibiotika beeinträchtigt
- Testosteronspiegel verringert

## Der Körper „vergisst", wie das Leben in der Schwerkraft funktioniert

Die hier aufgeführten Veränderungen variieren mit der Aufenthaltsdauer im All; bei einem kürzeren Aufenthalt sind sie eher unbedeutend, doch je länger jemand im Weltraum bleibt, desto ausgeprägter werden sie. Wenn Astronauten auf die Erde mit ihrer Schwerkraft zurückkehren, treten nach unseren Erkenntnissen sogar noch mehr Probleme auf; diese sind in der nachfolgenden Zusammenstellung aufgeführt. (Siehe S. 36) Bereits nach wenigen Tagen Aufenthalt im Weltraum sind Astronauten bei der Rückkehr körperlich beeinträchtigt, weil sie auf das Leben auf der Erde nicht mehr adäquat eingestellt sind. Im Gegensatz zu den körperlichen Veränderungen im Weltraum, die sich langsam und der Reihe nach entwickeln, treten die Probleme nach der Rückkehr auf die Erde alle gleichzeitig auf.

Zu den schwerwiegendsten Problemen zählen solche der Körperhaltung und der Fortbewegung. 66 Prozent der Astronauten fällt es nach ihrer Rückkehr schwer, geradeaus zu laufen, und 69 Prozent geben an, sie fühlten sich unbeholfen und ungelenk. Bei etwa 69 Prozent kommt es auch zu anhaltenden Nachwirkungen im Empfindungsvermögen, sie haben beispielsweise das Gefühl, gegen eine Wand zu laufen, wenn sie um die Ecke gehen, oder sie meinen, am Fußende aus dem Bett zu rutschen, wenn sie zu schlafen versuchen. Circa 30 Prozent leiden beim Stehen oder Gehen an Schwindel, ihnen ist übel und sie erbrechen vielleicht sogar. Ihre Kopfhaltung ist instabil, weil sich die Nackenmuskeln zurückgebildet haben. Da sie in ihrem Raumschiff nicht zu laufen brauchten, ist ihr Gleichgewichtssinn aus der Übung und sie laufen breitbeinig und mit kurzen Schritten wie ein Kleinkind. Weil sie häufig ihre Zehen nachziehen, bevor sie den Fuß aufsetzen, neigen sie zum Stolpern.

**Symptome nach der Rückkehr aus dem All:**
- Alles fühlt sich *sehr* schwer an.
- Übelkeit / auch Erbrechen möglich
- Wirbelsäule komprimiert; Rückenschmerzen
- Aufstehen kann Bewusstlosigkeit hervorrufen.
- Blutdruckregulation gestört
- Verringerte Herzleistung und verringertes Herzschlagvolumen
- Verminderte Ausdauer
- Verminderte Kraft
- Die Wirbelsäule wird nicht von den Muskeln gestützt.
- Risiko von Muskelverletzungen
- Gleichgewicht gestört; wackelig auf den Beinen
- Breitbeiniger Stand, kürzere Schritte
- Kein Gefühl dafür, wenn sie fallen
- Probleme beim Gehen und mit der Koordination
- Arme werden nicht nach vorn ausgestreckt, zum Schutz vor einem Sturz
- Um eine Ecke zu gehen stellt eine Herausforderung dar.
- Empfindliche Fußsohlen; Füße werden anfangs nachgezogen; Stolpern ist möglich.
- Verlust des peripheren Sehens beim Gehen
- Gestörter Schlaf; Gefühl, aus dem Bett zu rutschen
- Gefühl wie bei einem Jetlag, müde
- Hohes Risiko für Nierensteine

Um Verletzungen während der Erholungsphase zu vermeiden, werden Gleichgewicht und Koordination der Astronauten nach ihrer Rückkehr gründlich untersucht. Eine dieser Untersuchungen findet auf einer kleinen „Schwingplatte" statt, die sanft vor und zurück schwingt. Ich erinnere mich noch gut, wie ich im Dezember 1993 den Astronauten Rick Searfoss beobachtete, als er auf dieser Schwingplatte stand und nach 14 Tagen im Weltall seinen Gleichgewichtssinn untersuchen ließ. Ich war entsetzt, als er mit geschlossenen Augen nach vorne kippte und dabei nicht einmal seine Arme ausstreckte, weil er nicht merkte, dass er hinfiel. Wir sprangen alle zu ihm hin, um ihn aufzufangen. Seitdem tragen Astronauten zur Unterstützung einen Sicherheitsgurt, der sie während des Tests vor dem Hinfallen bewahrt.

In der Schwerelosigkeit übermittelt der Gleichgewichtssinn den Astronauten nicht, wo sich ihr Körper befindet, deshalb müssen sie sich auf ihre Augen verlassen. Ihr Gleichgewichtsapparat erhält keine Informationen und ist deshalb „heruntergefahren", während die Augen, die mehr gefordert sind, „hochgefahren" werden. Sie übermitteln den Astronauten, wo sie sich in Bezug auf ihre Umgebung aufhalten. Bei der Rückkehr zur Erde hat ihr Innenohr „vergessen", wie es angemessen auf die Schwerkraft reagieren muss, und deshalb merken Raumfahrer nicht, wenn sie hinfallen.

Die Astronauten erholen sich zwar, wie es scheint, innerhalb weniger Wochen, doch die Symptome können unvorhersehbar und in Abständen immer wieder auftreten; das erhöht ihre Sturzgefährdung beim Joggen und Treppensteigen (hinauf und hinunter) sowie das Unfallrisiko beim Autofahren. Einige Astronauten gingen wenige Tage nach ihrer Rückkehr zum Joggen und zogen sich Muskelverletzungen zu, ähnlich wie Sportler sie bekommen können, die eine Weile nicht trainiert haben. Wenn wir außer Form sind, wissen wir, dass wir langsam und schrittweise vorgehen müssen, um Verletzungen zu vermeiden, und wir müssen unser Fitnessniveau erst wieder aufbauen. Zu ihrer großen Überraschung stellen Weltraumfahrer fest, dass ihr Körper trotz jahrzehntelanger Erfahrung als kompetenter „Erdling" nach relativ kurzer Zeit im Weltraum bereits verlernt hat, in der Schwerkraft zu leben.

Bei Weltraumflügen von 14 Tagen Dauer beträgt die notwendige Erholungszeit ungefähr einen Erholungstag pro Tag im Weltall. Sind die Aufenthalte im Weltall länger als drei Monate, dann dauert die Erholungszeit deutlich länger – etwa zweieinhalb Mal so lang. Wenn

Astronauten für noch längere Zeiträume (also über viele Monate) ins All gehen, dann brauchen bestimmte Körpersysteme wie Knochen und Muskeln sogar noch länger als zweieinhalb Mal die Aufenthaltsdauer im All. Der Weltraumpilot Clay Anderson räumte in einem Interview mit der Zeitung *Florida Today* ein, dass er trotz intensiven zweieinhalbstündigen täglichen Trainings an 147 seiner 152 Tage in der Internationalen Raumstation ISS auf der Erde mehrere Wochen brauchte, bis er sich wieder normal fühlte. Er machte die Erfahrung, wenn er nur die *großen* Muskelgruppen trainierte, dann wurden die kleineren, etwa entlang der Wirbelsäule, schwächer, weil sie nicht genutzt wurden.[2]

## *Wie man auch auf der Erde einen Entzug von Schwerkraft erfahren kann*

Während ich immer mehr Details zu diesem Gesamtbild der Folgen des Schwerkraftentzugs bei Weltraumfahrern zusammensetzte, erkannte ich mit der Zeit, dass mir dieses Syndrom, diese Kombination von Symptomen, schon einmal begegnet war: Das sind häufige Merkmale, die wir mit alten und gebrechlichen Menschen in Verbindung bringen, mit Menschen, die bettlägerig sind, aufgrund einer Verletzung oder weil sie an einer zehrenden Krankheit wie AIDS/HIV oder einer langwierigen Infektion leiden.

1997 veröffentlichte die Zeitschrift *American Fitness* eine Liste mit dem Titel „Physiologische Veränderungen bei Erwachsenen, die viel sitzen". In der nebenstehenden Tabelle finden Sie einen Vergleich dieser Liste mit den Veränderungen, die wir bei Astronauten im Weltraum beobachteten.

Freilich stellen wir auch einige Unterschiede zwischen Erwachsenen mit sitzender Lebensweise und den Erfahrungen der Astronauten fest. Zum Beispiel: Nach etwa 270 Tagen im All *behält* der Muskel weiterhin etwa zwei Drittel seiner ursprünglichen Masse; die Muskel*leistung* jedoch nimmt weiter ab. Es ist nicht zu sehr verallgemeinert, wenn man sagt, der Weltraum *beschleunige* die Veränderungen, die wir üblicherweise mit dem Altern verbinden.

Allerdings, nachdem viele Astronauten noch Jahrzehnte nach ihrem Flug ins All auf der Erde gelebt und wir ihre Gesundheit weiter überwacht

## Erwachsene, die viel sitzen, im Vergleich zu Astronauten:

| Astronauten im Weltall | Veränderungen auf der Erde mit zunehmendem Alter |
|---|---|
| Aerobe Kapazität nimmt in 7 bis 14 Tagen um 25 % ab | Aerobe Kapazität nimmt pro Jahrzehnt um 10 % ab |
| Plasmavolumen nimmt in 7 bis 90 Tagen um 10 bis 20 % ab | Plasmavolumen nimmt pro Jahrzehnt um 0,5 bis 1 % ab |
| Knochendichte nimmt pro Monat um bis zu 5 % ab[3] | Knochendichte nimmt pro Jahr um 1 % ab |
| Muskelmasse nimmt pro Monat um 1 % ab | Muskelmasse nimmt pro Jahr um 1 % ab |
| Muskelstärke lässt proportional dazu nach | Muskelstärke lässt proportional dazu nach |
| Schlaffe Muskeln | Schlaffe Muskeln |
| Fetale/gekrümmte Haltung | Gebückte Haltung |
| Geringere Kraft und Schnellkraft | Geringere Kraft und Schnellkraft |
| Abnormale Reflexmuster | Abnormale Reflexmuster |
| Erhöhte Ermüdbarkeit | Erhöhte Ermüdbarkeit |
| Verringerte Herzleistung | Verringerte Herzleistung |
| Verringertes Herzschlagvolumen | Verringertes Herzschlagvolumen |
| Langsamere Bewegung und Reaktionszeit | Langsamere Bewegung und Reaktionszeit |
| Vermehrtes Körperfett tritt an die Stelle von Muskeln | Vermehrtes Körperfett tritt an die Stelle von Muskeln |
| Herabgesetzte Insulinsensitivität | Herabgesetzte Insulinsensitivität |
| Niedrigerer Testosteronspiegel | Niedrigerer Testosteronspiegel |
| Weniger Wachstumshormon | Weniger Wachstumshormon |
| Schmerzende Gelenke | Schmerzende Gelenke |
| Kollagenverlust | Kollagenverlust |
| Empfindliche Fußsohlen bei der Rückkehr aus dem All | Empfindliche Fußsohlen beim Aufstehen aus dem Bett |
| Darmträgheit; längere Darmpassage und Resorptionszeit; mögliche Harninkontinenz bei Frauen nach dem Flug | Darmträgheit; längere Darmpassage und Resorptionszeit; Harninkontinenz |

haben, können wir feststellen: Sie altern nicht schneller, nur weil sie im All waren. Sie sterben auch nicht früher als andere und sie leiden auch nicht früher an den üblichen Alterskrankheiten als die Gesamtbevölkerung. Vor allem aber: Astronauten erholen sich wieder!

## *Wenn man sich der Schwerkraft entzieht – die „Gravipause"*

Wir alle wissen um die Menopause, das Ende der Fortpflanzungszyklen bei Frauen. Die Menopause setzt ein, wenn die Eierstöcke „verrückt spielen", bevor ihre Hormone weniger werden, und sie bringt vielfältige Veränderungen mit sich, etwa Gewichtszunahme, Hitzewallungen und Nachtschweiß, emotionale Gereiztheit, verstärkten Knochenschwund, Verlust der Hautelastizität und Scheidentrockenheit. Die Menopause ist schon häufig Zielscheibe des Spotts gewesen und sogar Thema eines Musicals.

Doch es gilt, noch auf eine andere „Pause" zu achten, und die betrifft auch Männer: die sogenannte „Gravipause" [bedingt dadurch, dass man sich der Gravitation, also der Schwerkraft entzieht oder sie nicht genügend nutzt; Anm. d. Verlags]. Ihre Anzeichen können schon in unseren frühen Zwanzigern auftreten, unmittelbar nach dem Höhepunkt unserer körperlichen Entwicklung. Die Gravipause trägt bei zu Diabetes, zu Bluthochdruck, Herzproblemen, Schlaganfall, Gleichgewichts- und Koordinationsproblemen, zu Muskelschwund und massivem Knochenschwund oder Knochenbrüchen. Diese Erkrankungen treten gelegentlich sogar bei Jugendlichen auf. Doch im Gegensatz zur Menopause lässt sich die Gravipause hinausschieben und ihre Folgen lassen sich abwenden.

Die Gravipause führt zu den gesundheitlichen Verschlechterungen, die wir bei Raumfahrern nach dem „Entzug" der Schwerkraft beobachten. Diese Probleme treten in verschiedenen Situationen auf, ob Sie nun als Astronaut ins All fliegen, lange Zeit im Bett oder nur sitzend zubringen oder ob Sie eine Rückenmarkverletzung oder eine andere Krankheit mit Lähmungserscheinungen haben wie Polio, eine zerebrale Lähmung oder die Lou-Gehrig-Krankheit (amyotrophe Lateralsklerose). Diese Probleme treten auch bei älteren Menschen mit eingeschränkter Beweglichkeit auf und in jedem Lebensalter bei Menschen, die sehr viel sitzen.

In allen diesen Fällen – sei es nun, dass Sie weniger der Schwerkraft ausgesetzt sind oder sie nicht spüren oder nicht auf sie reagieren können – kommt es zur gleichen Kombination von Veränderungen. Und diese Entwicklung endet immer mit Gebrechlichkeit.

Das Ausmaß dieser Veränderungen hängt ab von ihrem Beginn sowie davon, wie wenig Sie die Schwerkraft nutzen und wie lange Sie die sitzende Lebensweise beibehalten.

## *Leben und arbeiten in einem Raumschiff*

Bei einem Flug ins All wird man zwangsläufig aus der Erdatmosphäre und ihrer Schwerkraft hinauskatapultiert. Sobald das Raumschiff um die Erde kreist, ist die Wirkung der Schwerkraft nur noch äußerst gering. Deshalb sind Weltraumfahrer praktisch gewichtslos, da es die Schwerkraft ist, die allem auf der Erde Gewicht gibt.

Sie wissen wahrscheinlich, dass es im Weltraum kein Oben oder Unten gibt. Doch haben Sie darüber nachgedacht, was das für die Astronauten bedeutet und für die Ingenieure, die Raumschiffe entwickeln? Das Raumschiffinnere hat zwar einen Boden und eine Decke, doch für die Raumfahrer ist das bedeutungslos, sobald sie im All sind. Ohne Schwerkraft nimmt ihr Innenohr keine Richtung wahr. Sie lernen jedoch schnell, sich auf visuelle Hinweise zu verlassen, um genauer zu erkennen und im Blick zu haben, wo sie gerade sind und was sie gerade machen.

Um an einer Computerkonsole arbeiten zu können, müssen Astronauten ihre Füße am Boden fixieren. Wenn sie ein Werkzeug oder einen Stift benutzen, bleiben diese Gegenstände freischwebend dort, wo sie sie lassen, bis sie wieder danach greifen. Sie können mit beiden Beinen gleichzeitig in eine Hose schlüpfen. Wenn sie versuchen, auf einem Laufband zu trainieren, müssen sie sich mit Bungee-Seilen oder anderweitig anbinden, sonst finden sie sich an der Decke wieder.

Um an Bord eines Raumschiffs schlafen zu können, haben Raumfahrer irgendwo im Raumschiff einen Schlafsack befestigt. Auf der Internationalen Raumstation sind einzelne kleine Abteile eingerichtet, in die sie sich zurückziehen können und die mehr Ruhe und Ungestörtheit bieten. Der russische Kosmonaut und Kardiologe Oleg Atkow, der sechs Monate im Weltall verbrachte, klagte, das Schlimmste an seinem Weltraumflug sei gewesen, dass er das Gewicht seines Kopfes nicht auf dem Kopfkissen spürte, ein Gefühl, das wir alle als selbstverständlich erachten, wenn wir uns schlafen legen. Er klagte, er habe zwar genügend Stunden geschlafen, sei aber nicht erfrischt aufgewacht.

## *Wie man bereits ab 20 auf den Schlitterpfad geraten kann*

Auf dem Höhepunkt unserer körperlichen Entwicklung fangen wir bereits an, die Schwerkraft *weniger* zu nutzen – im Durchschnitt mit etwa 20 Jahren. Erinnern Sie sich, wie aktiv und energiegeladen Sie als Kind waren und was sie alles taten: rennen, hüpfen, über ein Springseil springen, schaukeln, kopfüber irgendwo hängen ... Als aktive Jugendliche haben Sie vielleicht stundenlang Fußball, Baseball oder Tennis gespielt, sind geschwommen und haben später noch „bis in die Puppen" gefeiert! Doch für den typischen Erwachsenen in einem sogenannten entwickelten Land folgen auf den Schulabschluss Arbeit oder Studium. Und damit einher geht stundenlanges *Sitzen*.

Im Durchschnitt verbringen Menschen, die in einem Büro arbeiten, 6 Stunden am Tag im Sitzen. Auch sitzt man beim Studieren oder in Fortbildungskursen und vielleicht weitere Stunden zu Hause vor dem Fernseher oder am Computer. Häufig sind junge Erwachsene belastet mit neuen Sorgen und Pflichten, etwa: für sich selbst oder für andere sorgen müssen – immer daran zu denken, wann was zu tun ist – sich um Essen und Wohnung zu kümmern – und damit begibt sich ihr Aktivitätsniveau in den Sturzflug. Dazu kommen vielleicht noch billige, leicht verfügbare Speisen, die sie nicht selbst zubereitet haben – Essen, das zwangsläufig viel Zucker und Fett enthält – und der Schlitterpfad in Richtung Gravipause wird von Tag zu Tag steiler.

## Das Syndrom des Schwerkraftentzugs

Im letzten Jahrhundert traten die Symptome der mangelnden Schwerkraftnutzung erstmals nach dem 50. Lebensjahr zutage. Ich erinnere mich, als Kind hielt ich Menschen in ihren Dreißigern und Vierzigern für alt. Die amerikanische Pensionärsvereinigung AARP definierte, als sie 1958 gegründet wurde, dass Menschen ab 55 als Senioren zu bezeichnen seien. Mit genaueren Methoden können wir heute aber schon in den Zwanzigern fast unmerkliche Symptome der mangelnden Schwerkraftnutzung feststellen.

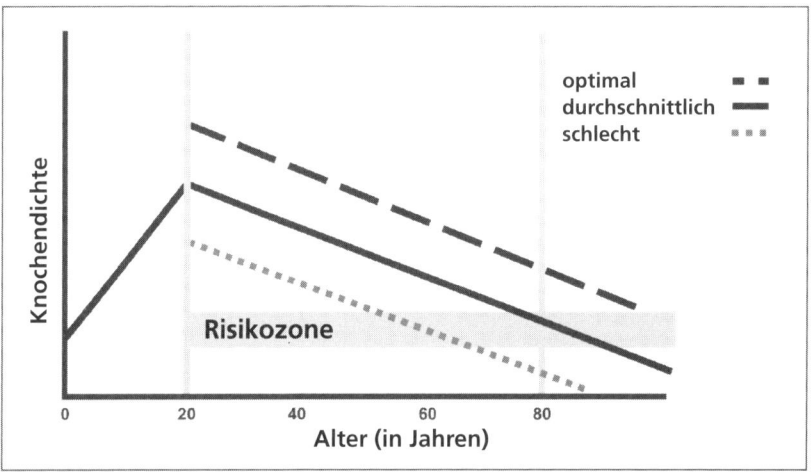

Hypothetische Veränderungen in der Knochendichte, abhängig vom Alter (bearbeitet und abgedruckt mit Genehmigung von Alexandre Kalachi, WHO)

Wenn wir beispielsweise die Knochendichte als Maßstab für die mangelnde Schwerkraftnutzung heranziehen, so zeigt das Schaubild, das einen durchschnittlichen Knochenschwund von 10 Prozent innerhalb eines Jahrzehnts abbildet, dass Sie etwa im Alter von 80 Jahren in die Risikozone kommen. Abgesehen von den Erbanlagen, die wahrscheinlich nur zu 20 Prozent in diese Berechnung mit hineinspielen, machen diejenigen, die erst mit 100 Jahren in die Risikozone kommen, etwas richtig. Bedeutsam an diesem Schaubild ist *die Geschwindigkeit*, mit der sich die Veränderungen aufgrund der mangelnden Schwerkraftnutzung entwickeln, denn die Geschwindigkeit bestimmt, wann Sie die Risikozone erreichen – also Veränderungen in einem Ausmaß, das Ihre Lebensqualität und Selbstständigkeit gefährden könnte.

Sowohl im Weltraum als auch bei Bettruhe bildet sich nämlich auch der Herzmuskel zurück. In ganz ähnlichem Tempo, in dem sich im Weltall oder bei Bettruhe die Skelettmuskulatur zurückbildet, kann sich Untersuchungen zufolge der Herzmuskel bei Patienten auf der Intensivstation pro Woche um 1 Prozent zurückbilden.[4] Die errechnete Verschlechterung der Herzkreislauffunktion von jungen Männern, die drei Wochen lang im Bett liegen, entspricht –gemessen an der aeroben Kapazität ($VO_2$max) – einer Alterung um 30 bis 40 Jahre.[5]

Doch hier kommt eine gute Nachricht: Sie können dieses Tempo drosseln. Sie haben es in der Hand … und in Ihren Beinen und in Ihrem Kopf! Je früher Sie beginnen, desto besser. *Es ist nie zu spät.* Wenn Sie das nicht aus Ihrem Sessel treibt, dann weiß ich nicht, was sonst dies schaffen soll!

## *Meine Vision: ein besseres Leben durch Nutzen der Schwerkraft*

In den 1950er-Jahren wurde der moderne „Komfort" – also *die* Erfindungen, die uns, wie wir mittlerweile wissen, der Betätigungen berauben, bei denen wir die Schwerkraft nutzen – häufig mit Slogans beworben wie „Eine bessere Welt durch Automatisierung" und „Eine bessere Welt dank der Technik". Wie Sie wahrscheinlich schon ahnen, wenn Sie bis hierhin gelesen haben, habe *ich* die Vision von einer besseren Welt dank der *Schwerkraft.*

Wie dringlich es ist, die Situation zu verbessern, das möchte ich – um nur ein Beispiel anzuführen – am Problem der Fettleibigkeit betrachten und an damit eng verbundenen Erkrankungen wie Diabetes. Ungefähr zwei Drittel der US-Amerikaner sind übergewichtig oder fettsüchtig und fast die Hälfte von ihnen – also beinahe ein Drittel der Bevölkerung – ist fettsüchtig. (Der Unterschied zwischen den beiden Gruppen fußt auf dem BMI, dem *Body Mass Index*; ein übergewichtiger Mensch hat einen BMI von 25 bis 29,99 und ein fettsüchtiger einen BMI von 30 oder mehr.)

Heute sind etwa 26 Millionen Amerikaner Diabetiker – das sind mehr als 8,3 Prozent der Gesamtbevölkerung. Mindestens 79 Millionen Amerikaner – 35 Prozent der Erwachsenen über 20 – haben einen erhöhten Blutzuckerwert wie im Stadium des Prädiabetes.[6] Noch schlimmer ist die beträchtliche Anzahl der Fälle, bei denen Diabetes bereits unter 20 oder im Kindesalter auftritt, und zwar nicht nur in den USA, sondern auch in anderen westlichen Ländern. Die Anzahl der neuen Erkrankungsfälle steigt immer schneller.[7] Und das gilt nicht nur für Diabetes. Eng verknüpft mit Fettleibigkeit, verdoppelt Diabetes das Risiko von Herzerkrankungen und Schlaganfällen. Häufige Folgen sind auch Blindheit, Nierenversagen und eine schlechte Durchblutung, die Amputationen erfordert.

Von der genetischen Veranlagung einmal abgesehen, hängen Fettleibigkeit und Diabetes auch mit schlechten Essgewohnheiten und einer sitzenden Lebensweise zusammen. In den vergangenen 20 Jahren hat die Fettleibigkeit drastisch zugenommen. 2010 war ein Drittel der erwachsenen US-Amerikaner fettleibig. Heute sind 64 Prozent der amerikanischen Bevölkerung entweder fettleibig oder übergewichtig. Schlimmer noch ist, dass 17 Prozent der Kinder und Jugendlichen zwischen 2 und 19 Jahren fettleibig sind (das sind 12,5 Millionen).[8] Für viele führt die körperliche Untätigkeit bedauerlicherweise zu sozialer Inaktivität oder Isolation. Doch sowohl körperliche Untätigkeit als auch soziale Inaktivität lassen sich durch eine aktive Lebensweise ausgleichen.

## *Wie Astronauten essen*

Wenn Astronauten etwas essen, befestigen sie ihr Tablett am Oberschenkel. Sie nehmen dehydrierte Nahrung zu sich – die spart Platz und verdirbt nicht und sie ist in Einzelportionen in vakuumierte Plastikbeutel verpackt. Die Raumfahrer geben Wasser zur Nahrung, um daraus eine Mahlzeit zu machen, und sie saugen die Nahrung entweder auf (falls sie flüssig genug ist), oder sie beißen vorgeschnittene mundgerechte Stücke ab. (Den Rahmspinat, der sehr gut ankommt, habe ich selbst probiert, ebenso Steak und Eintopf.)

Außerdem hat das Essenstablett Vertiefungen mit überstehenden Plastikabdeckungen, denn das Letzte, was man will, sind Essen oder Brösel, die im Raumschiff umherschweben – das passierte 1965 tatsächlich, als John Young, ein Gemini-Astronaut, ein Sandwich mit *Corned Beef* ins Raumschiff schmuggelte und dem Kommandanten Guss Grissom anbot. Was Sie heute als Trockennahrung für Ihren Campingurlaub als selbstverständlich ansehen, hat im Laufe des „Weltraumzeitalters" viele Entwicklungsstadien durchlaufen.

Weil man sich wegen der Schwerelosigkeit den Mund nicht mit Wasser ausspülen kann – das Wasser würde im Raumschiff herumfliegen –, musste essbare Zahncreme entwickelt werden. Aus ähnlichen Gründen mussten die Raumfahrtingenieure ein Trockenshampoo erfinden, das die Kopfhaut reinigt und nicht ausgewaschen oder ausgebürstet zu werden braucht. Und schließlich: Wenn Astronauten zur Toilette gehen, fixieren sie ihre Beine nach unten, damit sie nicht davonschweben – da bewährt sich die geniale Erfindung der Klettverschlüsse!

Eine sitzende Lebensweise führt auch – das wird seltener erwähnt – zur Schwächung der Beckenbodenmuskulatur, die wiederum Harninkontinenz zur Folge hat. Dem amerikanischen Gesundheitsministerium zufolge hat jede vierte Frau im Alter zwischen 30 und 59 Jahren schon mindestens einmal Harninkontinenz erlebt, ein Problem, das wir üblicherweise mit hohem Alter in Verbindung bringen.[9] Isometrische Übungen zum Anspannen der Beckenbodenmuskeln und Aktivitäten mit senkrechter Beschleunigung wie Hüpfen oder Tanzen können das Problem lindern oder beheben.

Viele der modernen Annehmlichkeiten, auf die wir uns mittlerweile verlassen, verhindern eine aktive Lebensweise. Malen Sie sich einen Moment lang aus, dass dieser technologische Trend noch einige Jahrzehnte so weitergeht, sodass wir uns immer weiter den Wirkungen der Schwerkraft entziehen. Wie wird das Leben dann sein?

## Ein Blick in die Zukunft

Ich stelle mir vor, dass ich dann eines Morgens aufwache und mein „elektronisches Bett" überhaupt nicht mehr zu verlassen brauche: Dank der Fortschritte in der Informationstechnologie arbeite ich von zu Hause aus und auch die Kinder lassen sich leicht zu Hause unterrichten. Während ich bequem im Bett liege, zieht eine Vorrichtung die Vorhänge zurück und auf meine Sprachbefehle hin schalten sich die Nachrichten im Fernsehen ein. Ein gut gelaunter Roboter (der bei uns dann wahrscheinlich Joan heißt) bringt das Frühstückstablett herein – mit heißem Kaffee, Obst, Müsli und Vitaminen. Als Nächstes kommt eine Auswahl von Kompressen, damit man Hände und Gesicht reinigen kann, und ein leichtes Peeling, das die Haut jung erhält; danach folgen eine elektrische Zahnbürste und eine essbare Zahncreme. Der Roboter Joan führt auch Gesichtsbehandlungen und Massagen durch.

Der Privatunterricht für die Kinder findet mittels DVDs statt. Der horizontal bewegliche Computer schwenkt über das Bett. Ich schaue mithilfe einer Nanny-Cam nach den Kindern und dann ist es Zeit, mich an die Arbeit zu machen. In Kürze beginnt ein Meeting: Ich muss meine Haare richten, ein wenig Make-up auftragen, ein paar Telefonate führen, Botschaften versenden und mich vorbereiten, bevor ich das Zwei-Kanal-Video einschalte. Sobald das Meeting vorüber ist, bestelle ich Lebensmittel, die später geliefert werden. Roboter Joan bringt das Mittagessen.

Wieder zurück am Computer kontrolliere ich die Hausaufgaben der Kinder und plane meine Arbeit für den Nachmittag. Die Kinder haben jetzt eine Stunde frei, in der sie mit dem *Game Boy* spielen, dann virtuellen Fußball. Für mich ist dann Zeit, Sport zu treiben – Roboter Joan hilft mir, das horizontal bewegliche Fahrrad über das Bett zu schwenken, damit ich durch virtuelle Wälder radeln kann. Nach dem Abendessen genieße ich eine Runde Bridge mit Freunden über einen Videolink oder vielleicht ein wenig virtuelles Tennis oder einen interaktiven Film. Und wenn

> ich unbedingt aus dem Bett aufstehen muss, dann drücke ich auf einen Knopf und mein elektronisches Bett hilft mir behutsam auf die Füße, damit ich nicht ohnmächtig werde – so, wie es heute schon die Sessel mit Aufstehhilfe tun …

Ein unwahrscheinliches Szenario? Für viele wäre solch eine Lebensweise sicher verlockend. Wir haben die Möglichkeit, diesen Trend umzukehren. Wie? Indem wir uns der negativen Gesundheitsfolgen dieser technologischen „Segnungen" bewusst werden und indem wir Maßnahmen ergreifen. Wir können die Uhr nicht zurückdrehen, in die nichttechnologische Vergangenheit, das sollte auch gar nicht unser Wunsch sein. Doch Gutes kommt nie ohne „Nebenwirkungen".

In meiner Kindheit und Jugend verbrachten wir den Sommer auf Sifnos, einer kleinen griechischen Insel in der Ägäis. Bevor wir elektrischen Strom hatten, stritt ich jeden Morgen mit meiner Schwester darum, wer das Regenwasser, das in der Zisterne unter dem Haus gesammelt wurde, in den metallenen Vorratstank auf dem Dach pumpen durfte, wo die Sonne das Wasser kostenlos erwärmte. Wir wurden stärker, während wir etwas taten, was uns Spaß machte.

Schnellvorlauf in die 1990er: *KickStart*, ein Unternehmen aus San Francisco, das sich nachhaltigem Wirtschaftswachstum in Entwicklungsländern verschrieben hat, entwickelte mit Beinkraft betriebene Wasserpumpen für die Bewässerung von Farmen bis zu rund 8000 qm. Eine solche Pumpe schützt eine Familie nicht nur vor dem Risiko ungenügender Niederschläge; die Familienmitglieder profitieren auch davon, dass sie etwas für ihre Fitness tun, wenn sie die Pumpe bedienen. Was für ein wunderbares, umweltfreundliches Beispiel für das Konzept „Eine bessere Welt durch Schwerkraft"!

Ein weiteres Beispiel entdeckte meine Cousine zufällig, als sie nach einer Beschäftigung für ihre gebrechliche 94-jährigen Mutter suchte, die sich häufig langweilte. Sie gab ihr eine Packung Mandeln und einen Nussknacker, erwartete aber nicht wirklich, dass sie die Aufgabe lösen würde. Die ans Haus gefesselte Dame nahm die Herausforderung an. Sie fand eine außerordentliche Befriedigung darin, eine Tüte mit frisch geschälten Mandeln zu füllen, die sie dann Freunden, die zu Besuch kamen, überreichte. Der Nachteil daran war, dass meine Cousine kaum genug Mandeln für sie herbeischaffen konnte. Vorteile davon waren, dass die Mutter immer mehr Besuch bekam, als sich das herumsprach – und dass sie dank des vermehrten Einsatzes ihrer Armmuskulatur ohne fremde Hilfe von ihrem Stuhl aufstehen konnte!

Seien Sie gewiss: Ich plädiere nicht dafür, dass Sie Ihre Toilette in der Wohnung, Ihren Sessel oder Ihre Lieblingsküchengeräte aufgeben. Doch zu meiner Vision einer besseren Welt gehört ein Richtungswechsel; eine andere Richtung als diejenige, in die unsere Gesellschaft steuert. Meine Vision beinhaltet Alltagsgewohnheiten, bei denen wir die Schwerkraft zu unserem Nutzen einsetzen, und sie verändert die Art, wie wir unsere Umwelt gestalten, sodass sie diese positiven Gewohnheiten fördert.

Denken Sie an das letzte Mal, als Sie in einem mehrstöckigen Parkhaus parkten: Gab es da ein gut beleuchtetes Treppenhaus oder erwartete man, dass die Kunden einen Aufzug benutzen, um auf die Straße oder wieder zu ihrem Fahrzeug zu kommen? Wird in Büros nicht erwartet, dass die Angestellten dort stundenlang am Stück sitzen bleiben, ohne ihren Schreibtisch zu verlassen? Finden Sie im Baumarkt Laubrechen oder Schneeschaufeln von guter Qualität oder stellt das Geschäft eine Auswahl an Laubsaugern und Schneefräsen heraus? Falls Sie Golf spielen, *tragen* Sie Ihre Schläger selbst oder ermuntert Ihr Golfplatz Sie, ein Golfmobil zu benutzen?

Schauen Sie sich im Supermarkt um und vergleichen Sie die Gänge, in denen Tiefkühlprodukte und andere Fertiggerichte angeboten werden, mit den Auslagen, in denen frische Produkte und Zutaten liegen, die man von Grund auf selbst zubereiten muss … Manchmal ist es nicht nur die Bequemlichkeit, die einem aktiven Lebensstil entgegensteht, sondern das Gesetz – viele amerikanische Wohngebiete haben Vorschriften, wonach im Freien keine Wäsche an Wäschespinnen aufgehängt werden darf. Dabei wird übersehen, dass das Aufhängen der Wäsche an einer Wäscheleine Energie spart und gleichzeitig eine nützliche, schwerkraftbasierte Körperübung darstellt.

Meine Vision von einer besseren Welt dank der Schwerkraft bezieht auch die Kinder von heute mit ein, die die Erwachsenen von morgen sein werden. In der heutigen Welt, in der die Sicherheit der Kinder ein Hauptanliegen ist, erleben viele Kinder nicht die Freiheit, alleine zu Fuß zur Schule zu gehen oder allein draußen oder auf einem Spielplatz zu spielen. Viele Kinder fahren mit dem Bus zur Schule. Wenn die Kinder nach Hause kommen, dürfen sie oft nicht nach draußen, weil die Straßen nicht sicher sind. Drinnen zu sitzen und fernzusehen oder mit dem *Game Boy* zu spielen, das erscheint da schon bald als eine gute Idee.

Wenn wir Arbeiten rund um Haus und Garten zu erledigen haben, kommt uns meist nicht in den Sinn, unsere Kinder mit einzubeziehen. Wir denken eher: „Wen könnte ich engagieren, damit er oder sie das macht?" Unsere nächste Erwachsenengeneration wächst heran und steuert schon in jungen Jahren auf die Risikozone zu. Die Auswirkungen dieses Trends sind zu schwerwiegend, als dass wir sie ignorieren dürften. Es liegt in unserer Verantwortung, einzuschreiten.

In den weiteren Kapiteln dieses Buches finden Sie positive Schritte, die Sie tun können, um die Schwerkraft in Ihrem Leben besser zu nutzen. Außerdem erfahren Sie, wie Menschen mit bestimmten Gesundheitsproblemen die Schwerkraft *therapeutisch* nutzen können. Es ist an der Zeit, etwas zu ändern.

### Lassen Sie sich von Babys inspirieren!

Wie ein Erwachsener, der aus einem Whirlpool steigt, so zeigen auch Babys, wenn sie aus dem Mutterleib mit dem dort herrschenden Auftrieb im Fruchtwasser herauskommen, Anzeichen mangelnder Schwerkraftnutzung; sie allerdings müssen nicht *erneut* lernen, die Schwerkraft zu nutzen – sie haben sie ja noch nicht erlebt, deshalb müssen sie den Umgang mit der Schwerkraft von der Pike auf lernen, um in ihr leben zu können. Sie müssen Sensoren entwickeln, um sie wahrzunehmen, und Nervenverbindungen, um auf sie zu reagieren. Im Zuge ihrer Aktivitäten und des Feedbacks darauf regen geeignete Bewegungen, die sie vielleicht instinktiv machen, das Gehirn an, in dieser entscheidenden Lebensphase Nervenverbindungen anzulegen. Durch Versuch und Irrtum wachsen diese Verbindungsnetze und werden programmiert, bis sie koordiniert sind und das ganze Erwachsenenleben hindurch angemessen reagieren.

Wenn Babys auf die Welt kommen, können sie anfangs ihren Kopf noch nicht hochhalten. Sie müssen erst drei bis vier Wochen in der Schwerkraft leben, um die Nackenmuskeln auszubilden, die den Kopf stützen. Mit der Zeit werden auch ihre Arme kräftiger, sodass sie sich mit etwa vier oder fünf Monaten nach oben drücken können; mit sechs Monaten sind die in der Lage, die Erdanziehung auf ihren Oberkörper zu erleben, wenn sie aufrecht sitzen lernen. In der Zwischenzeit sind auch ihre Beine kräftiger geworden. Mit etwa sieben Monaten beginnen Babys zu krabbeln; das heißt, sie schieben mit ihren Beinen den Oberkörper rechtwinklig zur Erdanziehung vorwärts. Schon bald darauf sind die Beinmuskeln stark genug, den Körper im Stehen aufrecht zu halten, wenngleich sich das Baby für sein Gleichgewicht noch bei anderen Menschen oder an Möbeln festhalten muss.

Irgendwann im Alter von 10 bis 14 Monaten beginnen Babys zu laufen, wobei sie anfangs ihre Füße weit auseinanderhalten, damit sie ihr Gleichgewicht bewahren – genau wie John Glenn, als er von seinem zweiten Weltraumflug zurückkehrte; mit der Zeit laufen sie weniger breitbeinig. Bei den ersten Schritten stolpern und fallen sie noch häufig, doch schon bald lernen sie, ihre Knie gegen die Schwerkraft zu beugen, sie heben den Fuß hoch genug für einen großen Schritt und vermeiden so das Stolpern. Dann sind sie nicht mehr zu halten: Bald rennen sie, hüpfen, springen, klettern – mit einer dem Anschein nach grenzenlosen Energie …

Wir Erwachsene können viel darüber lernen, wie man den Vektor der Schwerkraft nutzt, indem wir Kindern zuschauen. Einem Kind bringt das niemand bei, Kinder tun es instinktiv. Sie strecken sich, wenn sie aufwachen, ähnlich wie Katzen und Hunde. Sie lernen, das Gewicht einer Tasse zu ergreifen und zum Mund zu führen. Und die Spiele, die sie später gerne spielen, eignen sich besonders gut dazu, den Schwerkraftvektor bestmöglich für ihr Wachstum und ihre Entwicklung zu nutzen: Sie machen Purzelbäume, schlagen Rad, machen Handstand oder hängen von irgendwo kopfüber herunter. Sie machen Saltos, sie schaukeln auf der Schaukel, hüpfen mit dem Springseil, sie spielen „Himmel und Hölle", sie drehen sich im Kreis, klettern auf Balken, sie krabbeln in ein Rohr oder einen kleinen Raum hinein und wieder heraus, sie rutschen auf der Rutschbahn, werfen einen Ball oder kicken ihn mit dem Fuß. Später lernen sie schwimmen, surfen, rudern, Rad fahren, Ski laufen, Schlittschuh laufen, Achterbahn fahren – das alles gehört zu ihrem Repertoire.

Noch wichtiger aber ist: Kinder finden das alles faszinierend und diese von der Schwerkraft geprägten Betätigungen machen ihnen großen Spaß. Ihr Lachen und Singen sagt uns: Spielen macht Spaß. Die vielfältigen Aktivitäten, die sie sich aussuchen, spiegeln die vielfältige Art und Weise, wie der Schwerkraftvektor auf den Körper einwirkt. Sport treiben sie vielleicht bis zum Höhepunkt ihrer Entwicklung weiter oder vielleicht erreicht auch die Entwicklung ihren Höhepunkt, wenn die Aktivität abnimmt. Was auch immer der Grund dafür sein mag – warum spielen wir nicht das ganze Erwachsenenalter hindurch weiter und haben nach wie vor unseren Spaß? *Warum betreiben Sie nicht zumindest diejenigen Aktivitäten weiter, die Sie noch beherrschen und genießen?*

William Shakespeare bemerkte scharfsinnig, das hohe Alter sei wie eine zweite Kindheit – nur ohne Zähne, ohne Augen, ohne Geschmackssinn, ohne alles … Beide Altersstufen haben Gemeinsamkeiten: Babys, weil sie die Schwerkraft noch nicht erlebt haben, und alte Menschen, weil sie aufgehört haben, sie zu nutzen. Das Ergebnis ist das gleiche, ob Sie nun im Weltraum sind, fast komplett *ohne* Schwerkraft leben oder ständig im Bett liegen, wo die Schwerkraft nur *eingeschränkt* wirkt, oder ob Sie durchs Leben gehen und es *vernachlässigen*, die Schwerkraft zu nutzen. Zu der Zeit, wenn wir als alt betrachtet werden, haben wir ein Syndrom mangelnder Schwerkraftnutzung in reinster Ausprägung, genau wie Astronauten.[10] So muss es aber nicht sein! Warum nicht etwas unternehmen, um diese betrüblichen Folgen zu verhindern?

Kapitel 3

# Was es heißt, die gesundheitsfördernden Wirkungen der Schwerkraft zu nutzen

Wie bereits in den Kapiteln 1 und 2 erläutert, hat die Forschung bei der NASA und an anderen Orten erheblich unser Verständnis davon erweitert, wie die Schwerkraft den menschlichen Körper beeinflusst und in Wechselwirkung mit ihm tritt. Und wir besprachen, wie diese Forschungsergebnisse mit der Häufung von Erkrankungen zusammenhängen, die den größten Teil der entwickelten Länder plagen. Die Raumfahrtforschung hat zwar schon vor mehr als 50 Jahren begonnen, doch viele Auswirkungen der Schwerkraft auf unseren Körper kennen wir immer noch nicht. Wir wissen zum Beispiel noch nicht vollständig, auf welche Arten unser Körper die Schwerkraft wahrnimmt; ebenso wenig kennen wir die verschiedenen Merkmale der Schwerkraft. Sehr wohl allerdings wissen wir, dass die Schwerkraft in Richtung Erdmittelpunkt zieht und dann am stärksten wirkt, wenn wir aufstehen. Auch wissen wir, dass Sitzen den positiven Auswirkungen der Schwerkraft größtenteils entgegenwirkt.

Hier in Kapitel 3 möchte ich Ihnen vier faszinierende Forschungsrichtungen vorstellen, damit Sie besser verstehen, wie Sie gegen Syndrom der mangelnden Schwerkraftnutzung angehen können. Wenn Sie dies wirklich wollen, können Sie auch gleich weitergehen und mit dem „Bewegungsprogramm" anfangen, das ich in Teil II dieses Buches empfehle und ausführlich beschreibe. Doch die Wissenschaftlerin in mir legt Ihnen eindringlich nahe, erst hier weiterzulesen, denn je besser Sie die wissenschaftlichen Hintergründe verstehen, desto besser stehen Ihre Chancen, dass Sie sich die neuen „G-Gewohnheiten" (siehe weiter oben) gewissenhaft aneignen, die Ihnen zu einem langen und gesunden Leben verhelfen sollen.

## Impulse aus vier Forschungsrichtungen

Meine eigenen Untersuchungen zu den Folgen des Schwerkraftentzugs mit gesunden Testpersonen[1] führten mich zu folgender Frage: Wenn man ohne Unterbrechung im Bett liegt, wie viel Zeit muss man dann pro Tag mindestens aufrecht verbringen – oder aufrecht gehen (bei einer Geschwindigkeit von etwa 5 Kilometern pro Stunde) –, um das Schwerkraftentzugs-Syndrom komplett zu vermeiden, zu dem fortwährende Bettruhe führt?

### 1. Die Auswirkungen von Bettlägerigkeit umkehren

Wie wir festgestellt haben, genügen schon vier Tage Bettruhe, um ein zuverlässig messbares Schwerkraftentzugs-Syndrom hervorzurufen. Ja, eine orthostatische Hypotonie – also ein Ohnmachtsanfall beim Aufstehen – und eine messbare Abnahme des Blutvolumens lassen sich schon nach 24 Stunden feststellen; ebenso eine erhöhte Kalziumausscheidung über den Urin. Marker für Knochenabbau sind innerhalb von drei oder vier Tagen festzustellen und die aerobe Fitness kann im gleichen Zeitraum sogar um 25 Prozent abnehmen. Die Veränderungen treten sehr rasch ein, wenn wir die nützlichen Auswirkungen der Schwerkraft konterkarieren.

Um zu ermitteln, wie viel Zeit pro Tag man mindestens aufrecht verbringen muss, ließen wir unsere Testpersonen 15 Minuten lang aufstehen, und zwar entweder pünktlich zu jeder Stunde oder alle 2 Stunden. Alle Teilnehmer durchliefen sämtliche Versuchsbedingungen und hatten zwischen den „Bettphasen" einen Monat Zeit zur Erholung. Auf diese Weise bildeten sie ihre eigene Kontrollgruppe. Sie blieben also grundsätzlich im Bett und für die „Aufsteh"-Anforderungen standen sie entweder einfach neben dem Bett oder sie liefen in langsamem Tempo auf einem Laufband. Sie vermuten wahrscheinlich, das Gehen sei wirkungsvoller.

Zu meiner großen Überraschung regulierte das *Stehen ohne Bewegung* den Blutdruck wirkungsvoller und auch das Blutvolumen war wieder regulär verteilt. Als ich darüber nachdachte, ergab das jedoch einen Sinn: Beim Stehen ohne Bewegung muss das Herzkreislaufsystem das Blut ohne Unterstützung der Beinmuskelpumpe (der Kontraktion der

## Machen Sie es sich nicht zu bequem!

Die meisten Menschen lassen sich mit hoher Wahrscheinlichkeit beim Fernsehen in einen bequemen Sessel sinken, statt auf einem Stuhl mit gerader Rückenlehne und ohne Armlehnen zu sitzen. Ist ein Sessel in irgendeiner Hinsicht schlechter als ein Stuhl mit gerader Rückenlehne oder ein Schaukelstuhl? – Wenn Sie weniger bequem sitzen, dann stehen die Chancen besser, dass Sie herumrutschen, Ihre Sitzposition ändern und wahrscheinlich häufiger aufstehen, selbst wenn Sie nicht wissen, warum. Und das ist gut so!

Ist das Fernsehen die Ursache für die „sitzende Gesellschaft" von heute? Es wurden noch keine adäquaten Untersuchungen durchgeführt, die die Auswirkungen des Sitzens *mit* und *ohne* Fernseher vergleichen. Ist das Sitzen beim Fernsehen schlechter, als für die gleiche Zeitdauer im Sitzen ein Nickerchen zu machen oder ein Buch zu lesen? Kernspinuntersuchungen des Gehirns würden darauf wahrscheinlich sofort eine Antwort geben. Aller Wahrscheinlichkeit nach würde jedes dieser drei Szenarios unterschiedliche Gehirnareale aktivieren – das *Nickerchen* wäre eine physiologische Folge des Sitzens oder Liegens, das *Lesen* würde wahrscheinlich die Vorstellungskraft und Kreativität anregen und das *Fernsehen* würde – mit seltenen Ausnahmen – wie ein Beruhigungsmittel wirken.

Beinmuskeln) zum Kopf pumpen. Ja, je länger man steht, desto geringer ist die Stimulation der Blutgefäßwände, denn wenn wir sehr lange still stehen, beginnen unsere Muskeln in den Beinen zu zittern und sich zu kontrahieren, um uns aufrecht zu halten. Somit gilt: Je kürzer, aber häufiger die Haltungsänderungen, desto mehr profitiert die Blutdruckregulation.

*Häufiges* Aufstehen – darauf kommt es an, nicht darauf, wie lange Sie stehen bleiben. Bei jedem Aufstehen verteilen sich die Körperflüssigkeiten neu, ebenso das Blutvolumen und die Hormone, und jedes Aufstehen führt zu Muskelkontraktionen; und praktisch jeder Nerv im

Körper wird angeregt. Wenn Sie sechzehn Mal am Tag 2 Minuten lang aufstehen, deutet das der Körper als Serie von sechzehn Reizen; stehen Sie hingegen nur *ein* Mal auf und bleiben 32 Minuten lang stehen, dann betrachtet er das als *einen einzigen* Reiz.

Den „bettlägerigen" Testpersonen in unserer Studie genügte es bereits, acht Mal zu *gehen* (insgesamt knapp 5 Kilometer in 2 Stunden), um einen Kalziumverlust, das Auftreten von Markern für Knochenabbau und einen Rückgang der aeroben Ausdauer zu verhindern (VO$_2$max, so wird die aerobe Kapazität gemessen). Aus früheren Bettruhe-Studien wissen wir, dass pro Tag nur 30 Minuten auf einem horizontalen Ergometer Rad zu fahren (also sogar ohne Aufstehen) genügen, um die Ausdauer zu erhalten. Wir haben keine kürzeren Zeitspannen getestet, doch wahrscheinlich hätte sogar viel weniger Zeit auf dem Laufband für jede Runde genügt. Wann immer sich Muskeln kontrahieren, ziehen sie den Knochen in alle Richtungen, selbst bei den langsamen Geschwindigkeiten, mit denen wir testeten, solange die Testpersonen aufrecht waren oder ihre Körperhaltung häufig änderten.

Bei Seminaren frage ich meine Zuhörer oft, wie viel und wie oft sie sich sportlich betätigen. Wie mir wurde auch ihnen die Vorstellung eingeimpft: Je mehr Sport, desto besser! Die Antworten reichen von drei bis fünf Mal pro Woche und von 30 Minuten bis zu 1 Stunde pro Tag. Meine nächste Frage lautet dann: „Was machen Sie die übrigen 23 Stunden? Naja, rechnen wir 7 bis 8 Stunden Schlaf ab, was tun Sie dann die restlichen 15 oder 16 Stunden?" Diese Frage wird ausnahmslos mit verlegenem Kichern aufgenommen. Ich höre förmlich ihre Gedanken: „Jetzt sagt sie uns gleich wieder die alte Leier her: Treiben Sie mehr Sport!" Schließlich treiben die Menschen doch Sport, um fit zu bleiben.

Sport ist wirksam, um Fettleibigkeit und Diabetes vom Typ 2 in den Griff zu bekommen. Er funktioniert, weil dabei Fettkalorien verstoffwechselt werden, die sich durch die Ernährung ansammeln, und Sport und Bewegung regulieren die Produktion von Insulin, freien Fettsäuren und Triglyceriden, indem sie den Zucker im Blutstrom begrenzt halten. Das vermittelt den Eindruck, je mehr Sie sich ins Zeug legten – je anstrengender und ausgedehnter der Sport –, desto mehr Fett werde verstoffwechselt. Es ist meinen Zuhörern manchmal recht schwer zu vermitteln, dass ich nicht von mehr Sport rede – ich spreche über eine *andere Art* von Bewegung. Ich meine die unzähligen kleinen Bewegungen von geringer Intensität, die wir in unserem Alltagsleben den Tag über machen. Und diese Bewegungen hängen damit zusammen, dass wir die Schwerkraft nutzen. Es sind Bewegungen, *die im Laufe des Tages von selbst auftreten*, wenn Sie etwas anderes tun, als zu sitzen. Und dennoch sind diese einfachen Bewegungen Schlüssel zur Gesundheit!

## 2. Stabilisatoren, Mobilisatoren und die Stoffwechselgrundlage für die Nutzung der Schwerkraft

Die zweite Forschungsrichtung rührte von der Beobachtung der Natur her sowie von ihrer Beziehung zur Physiotherapie.[2] Haben Sie sich je gefragt, wie Zugvögel fliegen oder Fische schwimmen oder wie manche Säugetiere weite Entfernungen zurücklegen und dabei ihre Energie optimal nutzen, ohne erschöpft zu wirken? Dorothee Debuse und George Korfmacher von der *University of Northumbria* in Großbritannien legen dar, dass Tiere für diese Zwecke einen Muskeltyp einsetzen, den wir Menschen auch haben, wenngleich diese Muskeln durch unsere moderne sitzende Lebensweise schwächer wurden.

Die Skelettmuskulatur lässt sich in zwei große Gruppen einteilen, abhängig von ihrem Aufbau und ihrer Funktionsweise. Grob gesagt wird die Haltungsmuskulatur als die langsame oder rote Muskulatur bezeichnet; ihre Hauptaufgabe besteht darin, die Körperhaltung aufrechtzuerhalten; diese Muskeln sind allgemein bekannt als die „Stabilisatoren". Die Muskeln, die den Körper *bewegen*, sind die „Mobilisatoren". Das sind die Muskeln, auf die unsere herkömmlichen Trainingspläne in Fitnessstudio und Training abzielen; sie können bei Kontraktion eine große Kraft entwickeln, allerdings können sie diese Leistung nicht über lange Zeiträume bringen, weil sie rasch ermüden.

Die Stabilisatoren werden schneller schwächer, wenn sie nicht mehr gegen die Schwerkraft arbeiten müssen. Ja, diese Muskeln sind von ihrem Aufbau her dann am leistungsfähigsten, wenn sie über eine lange Zeit tätig sind, ohne abzuschalten. Sie können nur eine geringe Kontraktionskraft aufbringen, häufig ohne offensichtliche Bewegung. Denken Sie an die tiefen Muskeln entlang der Wirbelsäule, die Sie aufrecht halten. Würden diese nicht arbeiten, dann würden Sie nach vorn kippen. Die Nackenmuskeln halten Ihren Kopf. Falls sie geschwächt wären, würde Ihr Kopf nach vorn kippen ... und das könnte sogar tödlich enden.

*Die Stabilisatoren, also die Muskeln, die bei den Übungen im Fitnessstudio am wenigsten eingesetzt werden*, brauchen eine geringe, aber kontinuierliche Anstrengung, weniger als 30 Prozent einer maximalen willkürlichen Kontraktion, egal, ob daraus sichtbare Bewegungen resultieren oder nicht. Eine solche Energieeffizienz hängt von einer großen Anzahl gesunder Mitochondrien ab, das sind die Kraftwerke in unseren Zellen. Wird die Schwerkraft kaum genutzt, wie es bei einer Reise in den Weltraum, bei Inaktivität, bei Diabetes vom Typ 2 oder im Alterungsprozess der Fall ist, dann haben schwächere Muskeln weniger und kleinere funktionierende Mitochondrien. Das beeinträchtigt den oxidativen Stoffwechsel und dadurch entstehen schädliche Sauerstoffperoxide, es kommt zu Insulinresistenz, zur Ansammlungen von Triglyceridfetten in den Muskeln und zu einem verringerten Schutz durch Antioxidantien. Massenweise Antioxidantien einzunehmen ist dafür eine schlechte Lösung. Allerdings weist Donal O'Gorman an der *Dublin City University* in Irland auf Folgendes hin:

In den Muskelzellen der Stabilisatoren ließe sich diese Fehlfunktion einfach durch Aktivitäten korrigieren, bei denen die Schwerkraft so genutzt wird, dass sie auf die Genexpression der Mitochondrien abzielt sowie auf Oxidationsprozesse der Fettsäure, dahingehend, dass sich die Mitochondrien vermehren sowie die oxidative Kapazität und die Widerstandsfähigkeit gegen Erschöpfung zunehmen.[3]

Was bedeutet das alles? Warum reden wir hier über Insulin, Diabetes und Fettleibigkeit? Weil ich mir sicher bin, dass mittlerweile klar ist: Inaktivität – zu viel Sitzen – macht Sie krank und mit den Standardübungen, die Sie im Fitnessstudio absolvieren, kommen Sie nicht an die Wurzel des Gesundbleibens. Wenn Sie das nächste Mal zum Benzin- oder Elektro-Rasenmäher oder zu einem anderen motorgetriebenen Gerät greifen, dann denken Sie doch noch einmal an Ihre Stabilisatoren. Genau diese erhalten Ihnen Ihre Selbstständigkeit, wenn Sie älter werden, sie sorgen dafür, dass Ihre Beine Sie tragen, dass Sie aufstehen und herumlaufen können, und zwar *ohne* Rücken- oder Nackenschmerzen.

## 3. Energie gewinnen durch *nicht* sportlich geprägte Aktivitäten

Vor etwa neun Jahren prägte James Levine, Sportphysiologe an der *Mayo Clinic* in Rochester (Minnesota), den Begriff *Non-Exercise Thermogenic Activity* (NEAT).[4] Sein NEAT-Konzept klang sehr nach dem, was ich bei meinen Untersuchungen im Zusammenhang mit dem Weltraum und der Schwerkraft entdeckt hatte.

NEAT bezieht sich auf einen *viel größeren* Bestandteil des gesamten Energieverbrauchs Ihres Körpers im normalen Tagesablauf als nur auf die strukturierten Bewegungen von hoher Intensität wie Gehen, Laufen, Radfahren oder das Trainieren im Fitnessstudio. NEAT ist definiert als die Gesamtheit der kleinen, kurzen, aber häufigen Muskelbewegungen, die man im Laufe des Tages ausführt und deren wirksamste mit dem Verändern der Körperhaltung zu tun haben: aufstehen, sich hinsetzen, sich hinlegen; sich bücken, um etwas aufzuheben; in die Hocke gehen; sich nach oben strecken, um etwas von einem Regal zu holen; sich an- und ausziehen; ein Musikinstrument spielen oder in einem Topf rühren. Nützlich sind sogar so kleine Bewegungen wie das Übereinanderschlagen der Beine, sie wieder gerade hinstellen, beim Reden mit den Händen gestikulieren oder nicht still sitzen können.

Genau an diesen kleinen Bewegungen und Aktivitäten mangelt es, wenn jemand aus Gewohnheit inaktiv ist. Wann immer wir herumlaufen, werden die Kalorien, die wir zu uns genommen haben, in Energie umgewandelt (indem sich Muskeln kontrahieren) und werden als erzeugte Wärme gemessen (– Thermogenese, Wärmeerzeugung, das T in der Abkürzung NEAT). Daher verbrennen Menschen, die den ganzen Tag über viel herumlaufen – selbst wenn sie *nicht* ins Fitnessstudio gehen oder intensiv Sport treiben –, mehr Kalorien als solche, die viel sitzen. Sie verbrauchen sogar mehr Kalorien als Menschen, die zwar mal ins Fitnessstudio gehen, aber für den Rest des Tages herumsitzen. Die Forschung zu NEAT hat – wenig überraschend – eine Verbindung zwischen Mangel an NEAT und Fettleibigkeit sowie Stoffwechselerkrankungen wie Diabetes aufgezeigt.

An der *University of Missouri* haben Marc Hamilton und seine Gruppe diese Forschung auf die nächste Stufe weitergeführt, indem sie nachwiesen, dass *strukturierte* Bewegung einerseits und NEAT andererseits über unterschiedliche Mechanismen und auf unterschiedliche

Muskelfasern wirken.[5] Zwar ist lange bekannt, dass sowohl Muskeln von Typ I als auch von Typ II auf eine intensive Belastung damit reagieren, dass sich die Mitochondrien vermehren, die in den Muskelzellen den Sauerstoff verbrennen[6]; doch nur die roten Muskelfasern vom Muskeltyp II, die Stabilisatoren, in denen die Oxidation langsamer verläuft, reagieren auf nicht sportbezogene oder natürliche körperliche Betätigungen, die unregelmäßig über den Tag verteilt sind.

Einer wichtigen Entdeckung zufolge, die besonders für den „modernen" Menschen relevant ist, beeinträchtigt Inaktivität, die die kleinen, häufigen Bewegungen reduziert oder verhindert, den Zucker- und Fettstoffwechsel. Ohne die täglichen Anforderungen durch die Schwerkraft veränderte sich der Stoffwechsel sowohl bei Astronauten als auch bei den „bettlägerigen" Versuchsteilnehmern; bei ihnen sammelte sich Fett an und trat an die Stelle der Muskeln, die dem Körper ausreichend Energie zur Verfügung stellen sollen. Die Oxidation von Fettsäuren nahm ab und ebenso die Enzyme, die für den Fettsäurestoffwechsel gebraucht werden – ein Hinweis darauf, dass Fette nur eingeschränkt als Energie genutzt werden können.

Ob im Bett oder im Weltraum, der Insulinspiegel im Blut stieg damit an. Die Lipoproteine mit hoher Dichte (HDL, das „gute" Cholesterin) nahmen ab, die Lipoproteine mit niedriger Dichte (LDL, das „schlechte" Cholesterin) nahmen zu.[7] Der Muskel wird innerhalb von drei Tagen Bettruhe resistent gegenüber Insulin[8] – wahrscheinlich *noch* früher, wenn man mit in Betracht zieht, dass dieser Zustand bei Mäusen, die ihre Hinterbeine nicht bewegten, innerhalb *eines* Tages auftrat.[9] Bei Hamiltons Studien zur Inaktivität nahm das Enzym Lipoproteinlipase ab, das notwendig ist, um Triglyceride aufzuspalten, und dessen Bildung normalerweise durch *anaerobe Aktivität* – die also keinen Sauerstoff braucht – angeregt wird. Es sammelten sich Fettablagerungen im Bauchraum an und traten an die Stelle der geschwundenen Muskeln.

Bei einem erhöhten Insulinspiegel wird bekanntermaßen nicht nur vermehrt Glukose in den Muskel transportiert, sondern auch vermehrt Cholesterin und Fett in die Zellen der Arterienwände, was die Synthese von Cholesterin und Fett in der Arterieninnenwand fördert.[10] Gerald Reaven an der *Stanford University*[11] sowie Robert Stout und John Valance-Owen an der *Queen's University* in Belfast[12] behaupteten, der Anstieg von Insulin und Insulinresistenz nach einer kohlenhydratreichen Mahlzeit führe zu Atherosklerose. Es liegt nahe, dass ähnliche Veränderungen bei Insulinspiegel und Resistenz nach Inaktivität in Kombination mit einem verringerten Abbau von Triglyceriden (den die aktive Lipoproteinlipase ermöglicht) ebenfalls das Risiko von Atherosklerose erhöhen.

Freilich weisen neuere Forschungsergebnisse auch auf eine strukturelle Schädigung in *der* Form hin, dass sich die Herz- und Blutgefäße infolge der sitzenden Lebensweise verhärten. Diese Verhärtung, so glaubt man mittlerweile, basiert auf dem Stoffwechsel und ist nicht nur eine zwangsläufige Folge des Alterungsprozesses. Durch Sport und Bewegung lassen sich diese Schädigungen verhindern. Übermäßiges Sitzen führt, wie man jetzt weiß, zu „Lipotoxizität"; hierbei gehen sich ansammelnde abnorme Stoffwechselprodukte – wie Triglyceride, die Endprodukte des Kollagens – mit Endprodukten fortgeschrittener Glykierung komplexe Verbindungen ein. Diese Kollagenverbindungen gelten als die Ursache dafür, dass sich mit zunehmendem Alter oder bei einem sitzenden Lebensstil Herz- und Blutgefäße verhärten.[13]

NEAT und das, was den Folgen eines Weltraumaufenthalts und der Bettruhe entgegenwirkt, haben einen gemeinsamen Nenner, nämlich: Damit es funktioniert, ist eine aufrechte Körperhaltung notwendig – ein offensichtliches Anzeichen dafür, dass die *Schwerkraft* mit im Spiel ist. Ja, Voraussetzung ist eine häufige Haltungsänderung.[14] Klingt das irgendwie vertraut? Sie sehen, wie leicht sich die NEAT-Prinzipien auf die einfachen, natürlichen Alltagsaktivitäten anwenden lassen, die wir erörtert haben.

Hamiltons Quintessenz aus der Analyse wirksamer, nicht sportlich geprägter körperlicher Aktivitäten besagt, dass es sich dabei im Wesentlichen um täglich Hunderte kleine Bewegungen im Stehen handelt. Das können Freizeitaktivitäten sein oder auch nicht, aber diese Bewegungen müssen im Laufe des Tages *häufig* stattfinden, an sieben Tage in der Woche und an 365 Tagen im Jahr! *Das einzelne Element, die einzelne Sequenz dieser nicht sportbezogenen Aktivitäten braucht für sich genommen nicht intensiv zu sein oder lange zu dauern.*

Hamiltons *Empfehlungen* decken sich mit den in diesem Buch beschriebenen Aktivitäten, bei denen wir die Schwerkraft nutzen – mit dem folgenden deutlichen Unterschied: Wenn man die Auswahl der

Aktivitäten vom Blickwinkel der *Schwerkraft*nutzung aus betrachtet, statt nur aus der Perspektive der Inaktivität, tut sich ein *breiteres* Spektrum an Möglichkeiten auf. Infolgedessen zeigen sich als Hauptmerkmale: Es sind aus meiner Sicht häufige, wechselnde Bewegungen von geringer Intensität, die die Schwerkraft nutzen, um den Körper einer Belastung auszusetzen; dabei sprechen sie die Haltungsmuskulatur der Stabilisatoren an und verschaffen uns ein Gespür für die Richtung, das uns beim Halten des Gleichgewichts und bei der Bewegungskoordination hilft.

Die zentrale Rolle der Schwerkraft bei dieser Stoffwechselveränderung ist überraschenderweise bereits seit den späten 1950er- und den frühen 1960er-Jahren bekannt durch die Pionierarbeit von Milt Smith und seinen Studenten an der *University of California* in Davis, wo die erste Zentrifuge für Forschungszwecke errichtet wurde. Wenn Mäuse, Ratten, Hunde, Kaninchen, Hühner und Primaten diesen Apparat benutzen, dann werden nicht nur ihre Knochen und Muskeln stärker, sondern es wird auch ihr Stoffwechsel angeregt, sie verbrauchen mehr Sauerstoff, ihre Muskeln nehmen mehr Glukose auf und sie verlieren im Grunde bei 2 G – das heißt, wenn sie sich mit der *doppelten Erdschwerkraft* drehen – alles überflüssige Fett, obwohl sie weniger aktiv sind und mehr essen, als sie es bei 1 G täten.[15]

Bei einer Studie mit 2000 Müttern stellte sich heraus, dass die nicht sportlich geprägten Aktivitäten der Frauen in den letzten Jahren deutlich abgenommen hatten; die Hälfte von ihnen hatte in den 1970er-Jahren Kinder zur Welt gebracht, die andere Hälfte in den späten 1990er- und frühen 2000er-Jahren.[16] Laut dieser Studie erledigen die Mütter von heute nur halb so viel Hausarbeit wie Mütter in den 1970er-Jahren. Die Ursache für dieses Ergebnis sah man in längeren Bürozeiten und besseren Geräten und Produkten zur Hausreinigung.

Als anzustrebendes Aktivitätsziel werden gerne 10 000 Schritte pro Tag empfohlen, doch die meisten Menschen in den Industrienationen haben Schwierigkeiten, dies zu erreichen. Der Bundesstaat Colorado hat die niedrigste Rate an Fettleibigen in den USA, doch nach einer Untersuchung aus dem Jahr 2005 legen der durchschnittliche Einwohner und die durchschnittliche Einwohnerin von Colorado nur 6700 beziehungsweise 6400 Schritte pro Tag zurück.[17] Im Gegensatz dazu stellte eine

Studie unter den *Amischen* fest, dass ein amischer Mann durchschnittlich 18 000 Schritte pro Tag zurücklegt und eine amische Frau 14 000.[18] (*Amische* = Angehörige einer technikkritischen Glaubensgemeinschaft in Kanada und den USA; sie fahren nicht Auto, haben keinen elektrischen Strom, arbeiten deshalb sehr viel mit der Hand – und kennen keine Fettleibigkeit.)

### 4. Mechanische Signale nutzen

Die vierte und letzte Forschungsrichtung, die ich Ihnen vorstellen will, geht von einem völlig anderen Blickwinkel aus. Clinton Rubin von der *State University of New York* (SUNY) in Stony Brook versuchte herauszufinden, *warum* Knochen durch Inaktivität und während des Alterungsprozesses schwinden. Bei Menschen, die bedauerlicherweise unter Osteoporose leiden, werden die Knochen nicht nur dünner, sie sehen auch immer mehr wie Schweizer Käse aus, weil ihre Dichte nachlässt. Die osteoporotischen Löcher in den Knochen füllen sich mit Fett, ebenso das Knochenmark. Ausgehend von dem Prinzip, wonach sportliche Bewegung sowohl metabolische (chemische) als auch mechanische Signale beinhaltet (alles, was drückt, zieht oder dreht), begannen Rubin und sein Team, mit den mechanischen Signalen zu spielen.

Die Ergebnisse überraschten. Wie sich herausstellte, nimmt die Knochendichte zu als Reaktion darauf, dass Knochen täglich kurzzeitig hochfrequenten mechanischen Signalen ausgesetzt werden (Stärke der Signale: 0,3 G, wenn 1 G die Stärke der Erdanziehungskraft ausdrückt); diese 0,3 G liegen ungefähr drei Größenordnungen Einheiten *unter* denjenigen, die Sport hervorruft, und deutlich unter denen, die beim Gehen oder durch im Handel erhältliche Vibrationsgeräte zur Gewichtsabnahme hervorgerufen werden. Entgegen der gängigen Theorie behauptet Rubin, starke Signale, wie sie entstehen, wenn ein Fuß auf Straßenpflaster auftritt, seien für die Knochen nicht das beste Signal. Vielmehr reagierten Knochen auf Signale, die eher einem Summen als einem Stampfen ähnelten.

Rubin und seine Kollegen untersuchten eine Menagerie von Ratten, Mäusen, Truthähnen, Schafen und auch Menschen, die auf seiner Platte standen, die mechanisch induziert vertikal vibrierte. Die Forscher stellen die Theorie auf: 10 bis 20 Minuten auf dieser Platte zu stehen, deren schwache Vibrationen kaum wahrnehmbar sind und die nur 0,2 bis 0,3 G erzeugt, gaukele dem Körper vor, er müsse mehr Gewicht tragen – das festige und stärke die Knochen. Rubin kam zu diesem Ansatz, indem er berechnete, dass die Art von Belastung, die Muskeln beim Sitzen oder Stehen auf die Röhrenknochen ausüben, den Oszillationen ähnelten, die vertikale (Auf- und Ab-) Vibrationen ausüben. Diese seien nicht nur wichtig, um die Knochenmasse zu vermehren, sondern auch, um die Muskelleistung zu steigern. Ja, er favorisiert die Interpretation, dass der Muskel günstig auf den Knochen einwirke, das heißt: Zuerst wirken die Vibrationen auf den Muskel, der dann den Knochen anregt, indem der Muskel mit jeder kleinen Kontraktion am Knochen zieht und zupft. Studien mit Frauen nach den Wechseljahren, die auf dieser Vibrationsplatte standen, belegen die positiven Ergebnisse des Versuchs, dem in dieser Lebensphase üblichen Knochenabbau vorzubeugen.

## *Zittern ist eine Energie und Wärme bildende Aktivität*

Auf den ersten Blick scheint kein offensichtlicher Zusammenhang zwischen Aktivitäten vom NEAT-Typ und dieser Vibrationsbehandlung mit geringer Intensität und hoher Frequenz zu bestehen. Doch es laufen physiologische thermogene Reaktionen ab, die im Intensitäts- und Frequenzspektrum von Rubins Vibration liegen. Wir bezeichnen sie als Zittern! Wird unser Körper extremer Kälte ausgesetzt, dann besteht seine Abwehr dagegen darin, die Körpertemperatur durch zahlreiche Muskelkontraktionen von geringer Intensität und hoher Frequenz zu erhöhen. Floris Wuyts an der Universität von Antwerpen schätzt aufgrund von Berechnungen, dass die Grundfrequenz des Zitterns bei etwa 5 Hz liegt, mit Harmonischen bis zu 30 Hz.[20] Ein weiteres Beispiel liefern uns *ruhelose* Menschen: Ist Ihnen aufgefallen, dass sie häufig *mager* sind? Wenn ihre Beine ruhelos zucken, verbrennen sie Kalorien und erzeugen Energie in Form von Wärme. Kinder stampfen mit den Füßen auf und klatschen in die Hände, genau wie wir, um sich zu wärmen – eine wunderbare NEAT-Aktivität.

Da Knochen, Muskeln und Fettzellen alle auf eine gemeinsame Stammzelle zurückgehen, die aus dem Knochenmark stammt, untersuchten Rubin und sein Team, wie sich diese schwachen mechanischen Signale auf die Fettzellen von Mäusen auswirken. Ähnlich den Tieren in der Zentrifuge, die unter dem Einfluss einer Schwerkraft von 2 G lebten und Körperfett *verloren*, obwohl sie mehr fraßen, wurden auch die Mäuse auf der Platte magerer, obwohl sie genauso viel fraßen wie die, die sich nicht auf der Platte befanden – deshalb müssen sie mehr Kalorien verbrannt haben. Bei täglicher Behandlung über einen Zeitraum von 15 Wochen ging die Produktion der Fettzellen um 27 Prozent zurück, wie das Team beobachtete; ebenso gingen die entscheidenden Risikofaktoren wie Triglyceride und freie Fettsäuren zurück, die mit dem Einsetzen von Typ-2-Diabetes in Zusammenhang gebracht werden.[19] Niemand würde erwarten, dank dieser Art von Vibrationsbehandlung mit geringer Intensität und hoher Frequenz fit zu bleiben sowie Muskelmasse und Muskelstärke zu erhalten; da verwundert es um so mehr, dass über die erstaunlichen Ergebnisse solcher Untersuchungen noch nichts berichtet wurde. Das ist eben noch ein brandneues, „heißes" Gebiet und immer mehr Forscher erkunden noch, *wie* genau diese Form der Vibration wirkt. *Eine* faszinierende neue Erkenntnis ist etwa die, dass diese Vibration die Zunahme der Anzahl der Stammzellen fördert.

Es bleibt die Frage, wie der Körper diesen speziellen mechanischen Reiz wahrnimmt und wie er ihn in eine Knochenreaktion übersetzt. Ist eine Zusatzlast notwendig, während man auf der Platte steht? Eine Untersuchung mit schwächeren G-Signalen deutete zwar nicht darauf hin, doch frühe Beobachtungen bei Mäusen legen nahe, dass die Wirkung selbst dann anhält, wenn die Vibrationen mit 0,6 G direkt auf die Fußsohlen angewandt werden. Wenn die Vibration tatsächlich dem Körper vorgaukelt, er trage eine Last – und darin besteht ja schließlich eine Funktion, eine Wirkung der Schwerkraft –, dann weist das Signal der Schwerkraft an den Körper möglicherweise ähnliche Merkmale auf wie ein derartiges *mechanisches* Signal und muss wohl von ähnlichen Rezeptoren wahrgenommen werden. An der Fußsohle befinden sich viele gewichtsempfindliche Rezeptoren, die die Position wahrnehmen und in der Schwerelosigkeit des Weltraums (oder wenn man ans Bett gefesselt ist) „stumm" bleiben; diese Rezeptoren müssen dann wohl auch durch andauerndes Sitzen beeinträchtigt werden.

Welche Rolle spielt das Nervensystem? Ist die Wirkung auf die Knochen lokal? Würde von dieser Behandlung auch jemand mit Querschnittslähmung aufgrund einer Rückenmarkverletzung profitieren, ein Schlaganfallpatient oder jemand mit zerebraler Lähmung? Dehnen Vibrationen, häufiges Stehen oder gewohnheitsmäßige, häufige Aktivitäten von geringer Intensität den ganzen Tag über etwa die Haut an den Füßen und stimulieren sie Gelenke, in denen sich viele Gewichtssensoren befinden? Beschränkt sich die Reaktion auf die Beine? Da gibt es noch viel zu entdecken.

Von der Geburt an steuert die Schwerkraft unsere Entwicklung. Während Körpergewicht und Masse zunehmen, passen sich die Muskeln, Knochen und andere Strukturen an und werden größer und stärker, um die mechanischen Anforderungen zu erfüllen. Wenn wir diese Anforderungen zurückschrauben – durch vermehrtes Sitzen oder weniger Bewegung aufgrund von Alter oder Gewohnheit –, tritt das Gegenteil ein: Fettablagerungen sammeln sich an, der verzehrte Zucker kann nicht in Energie umgewandelt werden, die Muskeln schwinden und die Knochen verkümmern; das Herz, die Blutgefäße und die Gelenke versteifen und schmerzen.

Die gute Nachricht: *Abhilfe ist möglich.* Wenn sich der Körper in Form von Aktivitäten und Sport bewegt, vibriert, streckt und sich gegen die Erdanziehungskraft stellt, dann lassen sich diese negativen Veränderungen im Körper verhindern. Neue Nervenzellen und -verbindungen wachsen und die Landkarten im Gehirn, die Gleichgewicht und Bewegung steuern, entwickeln sich neu.[21]

### *Sofort schlank!*

Als mein Sohn sieben Jahre alt war, ging ich mit ihm zu einem neuen Kinderarzt, der vorschlug, seine Ernährung zu reduzieren, weil sein Gewicht etwas über dem Richtwert für sein Alter lag. George antwortete darauf: „Wenn ich größer wäre, wäre ich dünner!"

Selbst als Erwachsener können Sie demonstrieren und nachvollziehen, was es bewirkt, wenn Sie *aufrecht* und damit *größer* dastehen: indem Sie eine der zahlreichen Tabellen zum *Body Mass Index* im Internet zurate ziehen. Bedenken Sie, dass viele von uns aus Gewohnheit in einer halb krummen Haltung herumlaufen, die uns 1 bis 3 Zentimeter von unserer Größe kostet. Angenommen, Sie sind 1,75 Meter groß, wenn Sie aufrecht stehen, aber nur 1,73 Meter, wenn Sie in Ihrer „entspannten Alltagshaltung" dastehen. Schauen Sie sich den *Body Mass Index* an und prüfen Sie, wie viel diese 2 Zentimeter für Ihren BMI ausmachen!

Ohne auch nur 1 Gramm abzunehmen, reduzieren Sie Ihren BMI, wenn Sie in Ihrer vollen Größe dastehen – Sie sind dann tatsächlich schlanker!

## *Wie Sie Ihre „Schwerkraft-Fitness" ermitteln*

Ich hoffe, ich habe Sie mittlerweile überzeugt von den Vorzügen, die es hat, die gesundheitsfördernden Wirkungen der Schwerkraft mehr zu nutzen; und auch überzeugt davon, dass Sie das Rezept für lebenslange Gesundheit wahrscheinlich eher im Alltag zu Hause und in einem Yogakurs finden als im Fitnessstudio. Doch bevor Sie mit den in Kapitel 4 empfohlenen Aktivitäten loslegen und anfangen, Ihre Gewohnheiten bewusst zu verändern, machen Sie doch folgenden einfachen Test: Halten Sie ein 2-Kilo-Gewicht mit seitlich ausgestrecktem Arm, während Sie aufrecht stehen oder sitzen. Messen Sie mit einer Stoppuhr, wie viele Sekunden Sie das Gewicht am Stück halten können, ohne sich irgendwo anzulehnen oder zu verdrehen. Die meisten Männer im Alter von 45 bis 65 können es 2 oder 3 Minuten lang halten, die meisten Frauen 90 Sekunden lang. Das vermittelt Ihnen grob eine Vorstellung von Ihrer „Schwerkraft-Fitness". Während Sie Ihre Lebensweise ändern und gesünder werden, führen Sie den Test immer wieder einmal durch und vergleichen Sie die Ergebnisse mit diesem Ausgangswert, um Ihre Fortschritte zu messen.

Die nachfolgende Tabelle gibt die üblichen, durchschnittlichen Zeitspannen an, für die Männer und Frauen verschiedener Altersgruppen ein bestimmtes Gewicht halten können, bevor der Arm nach unten sinkt, weil der Muskel ermüdet. (Die Testpersonen hielten das Gewicht mit ihrem dominanten Arm, der auf Schulterhöhe seitlich ausgestreckt war.)

|         | Alter | 1 kg*  | 2 kg*   | 3 kg*  | 5 kg*   | 7 kg* |
|---------|-------|--------|---------|--------|---------|-------|
| **Männer** | 25–40 |        |         |        | 60–120  | 30    |
|         | 40–50 |        | 130–180 |        | 40–60   |       |
|         | 50–65 |        | 120–130 | 60–75  | 20–30   |       |
|         | 65–80 | 90–140 | 65–85   |        |         |       |
| **Frauen** | 25–40 |        | 75–100  | 30–90  |         |       |
|         | 40–65 |        | 60–120  |        |         |       |
|         | 65–80 | 90–120 | 60–90   |        |         |       |

Vergleich der Zeitspannen in Sekunden, für die Männer und Frauen unterschiedlichen Alters verschiedene Gewichte (in Kilogramm) halten können, und zwar mit ihrem ausgestreckten dominanten Arm auf Schulterhöhe

[* Die Angaben der Sekunden im Original beziehen sich auf Gewichtsangaben in amerikanischen *Pfund*; die umgerechneten Angaben in Kilogramm orientieren sich an hierzulande üblichen Fitnessgewichten; Zeit- und Gewichtsangaben entsprechen daher *nicht exakt* den Angaben im Original! Anmerkung der Übersetzerin]

Außerdem können Sie, bevor Sie anfangen, noch jemand anderen exakt Ihre Größe, Ihr Gewicht und Ihren Taillen- und Hüftumfang messen lassen. Wenn Sie ganz mutig sind, dann probieren Sie die Übung „Adamskostüm" beziehungsweise „Evaskostüm": Betrachten Sie sich von allen Seiten nackt im Spiegel. Wo Sie Falten sehen, merken Sie sich im Geist vor, sie zum Verschwinden zu bringen. Stellen Sie sich jetzt ganz aufrecht und gerade hin, die Schultern nach unten gezogen und den Bauch eingezogen. Nehmen Sie wahr, wie viele Falten verschwunden sind – ohne Diät, ohne Sport! Das war nicht schwierig, oder? Behalten Sie dieses Bild im Kopf. So können Sie *immer* aussehen. Wenn Sie das nächste Mal eine Werbung von Frauen sehen, die mit irgendeiner Wunderdiät abgenommen haben, dann achten Sie auf deren Haltung auf dem „Vorher-" und dem „Nachher-Bild". Bei manchen werden Sie als einzigen Unterschied die Veränderung feststellen, wie sie *dastehen*, aber es wird der Eindruck vermittelt, sie wären schlanker geworden.

Strecken Sie nun Ihre Arme über Ihren Kopf und drücken Sie gleichzeitig die Schultern nach unten. Simsalabim – Sie sehen noch schlanker aus! Behalten Sie auch dieses Bild im Kopf. So wollen Sie zum Schluss aussehen. Denken Sie daran, Ihr Bild häufig zu überprüfen, während Sie gesünder werden. Es ist eine wunderbare Möglichkeit, positives Feedback zu bekommen!

> *Tipp:* Denken Sie immer daran, Sie messen sich nicht an der Leistung anderer, sondern an Ihren eigenen Ausgangswerten.

Vielleicht wollen Sie an dieser Stelle auch das Ergebnis des Fragebogens zu Ihren Gesundheitswerten (aus dem Anhang dieses Buches) heranziehen. Das vermittelt Ihnen ein umfassenderes Bild Ihres allgemeinen Wohlbefindens und stellt einen Orientierungswert dar, an dem Sie Ihre Fortschritte in den verschiedenen Gesundheitsbereichen messen können, wenn Sie die Schwerkraft besser nutzen. Beachten Sie, dieser Fragebogen enthält auch Fragen zu Schlaf, Stress und Stressbewältigung, zu Essgewohnheiten und Gewicht. Zusammen mit der körperlichen Aktivität bilden diese Faktoren die Grundlage für einen gesunden Körper und Geist.

Vielleicht fragen Sie, was die Schwerkraft mit diesen Faktoren zu tun habe. Die Schwerkraft spielt in alles mit hinein. Haben Sie beispielsweise bedacht, dass ausreichender Schlaf in horizontaler Körperhaltung Energie liefert und ebenso wichtig ist wie das, was Sie in aufrechter Körperhaltung tun? Mit aufgerichtetem Oberkörper oder gar im Sitzen zu schlafen ist nicht annähernd so wohltuend, wie im Bett zu liegen (– wie Sie vielleicht bei einem Nachtflug schon festgestellt haben). Achten Sie auf Ihre Schlafqualität und sorgen Sie dafür, dass Sie davon genügend bekommen. Denn Schlafmangel trägt zu Fettleibigkeit, Stress und Leistungsschwäche bei, wie mittlerweile gut belegt ist.[22]

## Übernehmen Sie Verantwortung dafür, wie Sie die Schwerkraft nutzen

Da Sie jetzt wissen, wo Sie auf der Skala der Schwerkraft-Fitness stehen, und einige Grundmessungen vorgenommen haben, nehmen Sie sich doch ein paar Minuten Zeit, um über Ihre Alltagsgewohnheiten nachzudenken. Was tun Sie regelmäßig, wobei Sie die Schwerkraft nutzen? Wie viele Stunden pro Woche widmen Sie beispielsweise der Haus- oder Gartenarbeit? Scheuen Sie nicht die Mühe und laufen Sie auch über die Treppe in den zweiten oder dritten Stock, statt den Aufzug zu nehmen? Parken Sie beim Einkaufen oder an Ihrem Arbeitsplatz ein Stück vom Gebäudeeingang entfernt, selbst wenn nähere Parkplätze frei sind? Lassen Sie Ihr Auto an einem einzigen Platz stehen und erledigen Sie von dort aus *verschiedene* Besorgungen zu Fuß? Vielleicht wohnen Sie in der Stadt und gehen überall zu Fuß hin oder vielleicht müssen Sie bei Ihrer Arbeit viel heben, sich häufig bücken und Ihre Körperhaltung ändern? Falls ja, dann stehen Sie schon auf der Gewinnerseite!

Denken Sie als Nächstes darüber nach, wann und wo Sie die Gelegenheit haben, Ihre Gewohnheiten zu ändern. Statt Ihre Kaffeepause durchzuarbeiten oder im Sitzen eine Kleinigkeit zu essen, warum laufen Sie nicht einmal in zügigem Schritt um das Gebäude? Wenn Sie im Lebensmittelmarkt nur rasch ein paar Artikel mitnehmen, wie wäre es dann, Ihre Einkäufe in einem Einkaufskorb zu tragen, statt einen Wagen durch den Laden zu schieben? Wären Sie am Flughafen bereit, *neben* dem Beförderungsband zu laufen, besonders dann, wenn Sie während der folgenden Stunden auf einem langen Flug ohnehin sitzen?

Etwas so Einfaches wie alle 15 Minuten von Ihrem Schreibtisch aufzustehen oder sogar nur die Arme über den Kopf zu heben mag unbedeutend erscheinen, doch auch dafür muss man sich ein wenig anstrengen: Muskeln kontrahieren sich, Knochen werden in Bewegung gebracht und strapaziert. Ihre Herzfrequenz steigt jedes Mal, wenn Sie von Ihrem Stuhl aufstehen. Beim Aufstehen nutzen Sie Ihren Gleichgewichtssinn, wenn Sie Ihre Haltung ausrichten. Und Sie wirken beim Aufstehen der Schwerkraft entgegen, weil Sie sich in die entgegengesetzte Richtung bewegen. Haben Sie sich schon einmal überlegt, dass das Blut sowohl in Ihren Kopf als auch in Ihre Füße fließen muss? Jedes winzige bisschen, was Sie tun, hilft.

Und seltsamerweise kann auch die *innere Einstellung* ein entscheidender Faktor sein. Wie wäre es, wenn Sie bei der Arbeit an das Wort „stark" denken würden? Einer neuen Studie zufolge nützt es sogar, die Hausarbeit als sportliche Übung zu betrachten. Ellen Langer, eine Psychologin an der *Harvard University*[23], führte eine Untersuchung mit 84 Frauen durch, die als Reinigungskräfte im Hotel arbeiteten und dort die Zimmer sauber machten und die Betten neu überzogen. Die Hälfte der Frauen wurde aufgefordert, ihre Arbeit als sportliche Betätigung zu betrachten. Sie erfuhren sogar, wie viele Kalorien sie bei ihren einzelnen Aufgaben verbrannten: 40 Kalorien für 15 Minuten Bettlaken wechseln, 50 Kalorien für 15 Minuten staubsaugen, 60 Kalorien für 15 Minuten Bäder putzen. Den anderen Frauen sagte man nichts über den gesundheitlichen Nutzen ihrer Arbeit.

Nach vier Wochen war bei den Frauen, die um den gesundheitlichen Nutzen ihrer Arbeit wussten, der Blutdruck um 10 Prozent gesunken und sie hatten durchschnittlich 2 Pfund und 0,5 Prozent Körperfett abgenommen. Dr. Langer zog den Schluss, dass die Veränderungen sich allein aus der veränderten Einstellung ergeben hätten. Sie fügte hinzu: „Wenn Sie allerdings lediglich auf der Couch sitzen und sich nur *einreden*, Sie trieben Sport, dann glauben Sie sich das selbst nicht und deshalb ändert sich nichts!"

## *Es geht darum, neue Bewegungsgewohnheiten auszubilden*

Sie wissen jetzt, wo Sie stehen, und Sie sind motiviert, in die Gänge zu kommen. Wenn Sie Ihre Reise zu besserer Gesundheit antreten, denken Sie immer daran, auf Ihren Körper zu hören – bei Abwechslung und neuen Herausforderungen blüht er auf. Nehmen Sie sich vor, alle in diesem Buch empfohlenen Aktivitäten nach und nach durchzuführen. Unterwegs stellen Sie vielleicht fest, dass sich die Verteilung von Fett und Muskeln in Ihrem Körper verbessert. Sie werden bereits verlorene Körpergröße wiedererlangen. Doch das Beste von allem ist: Sie werden sich viel besser fühlen und viel mehr Energie haben.

Falls Sie schon aktiv sind und sich regelmäßig körperlich betätigen oder vielleicht eine Sportart betreiben oder einen Yogakurs besuchen, *bleiben Sie dabei!* Falls Sie bereits eine exzellente Körperhaltung und ein ebensolches Gleichgewicht haben – gut für Sie. *Ändern Sie nichts, was bereits funktioniert!* Wenn Sie in Kapitel 4 Ihre künftigen körperlichen Aktivitäten zusammenstellen, dann konzentrieren Sie sich auf *die* Aktivitäten, denen Sie *nicht mehr* nachgehen, oder auf neue, an die Sie bisher nicht gedacht haben, und fügen Sie diese Ihrem Repertoire hinzu. Spielen Sie mit Ihren Möglichkeiten. Es gibt keine vorgeschriebene Reihenfolge – es steht Ihnen frei, sich Ihren ganz persönlichen Plan zurechtzuschneidern.

> *Tipp:* Ich stelle fest, dass ich mit höherer Wahrscheinlichkeit aktiv bleibe und meine guten Gewohnheiten die Woche über beibehalte, wenn ich nur *einen* sportlich ausgerichteten Kurs pro Woche besuche. Ich persönlich mag beispielsweise so etwas wie Yoga, denn es ist schwerkraftorientiert und es geht dabei um Dehnen, Körperhaltung und Beweglichkeit. Aber auch jede andere sportlich ausgerichtete Kursstunde oder Gruppe erfüllt ihren Zweck. Allerdings: Einmal in der Woche ins Fitnessstudio zu gehen, selbst wenn man dort mit einem persönlichen Trainer arbeitet, das zählt nicht als Kurs. Für mich macht hier der Gruppenaspekt den Wert aus: Die soziale Interaktion und die gemeinsame Erfahrung sind gut für die Seele.

Gewohnheiten und Verhaltensweisen, die die Schwerkraft bewusst einbeziehen, sind *gute* Gewohnheiten. Eine wunderbare Möglichkeit, selbst die Regie für Ihre Nutzung der Schwerkraft zu übernehmen, besteht darin, ein persönliches „Schwerkraft-Tagebuch" zu führen und es zu analysieren. Schreiben Sie auf, wie viele Stunden am Tag Sie sitzen. Zu viel zu sitzen tut Ihnen bekanntlich nicht gut! Angesichts dessen sehen Sie die Lösung vielleicht darin, mehr zu *stehen*, doch dem ist nicht so! Beschäftigte im Einzelhandel, die in ihrem Beruf nicht selten 6 Stunden am Tag stehen, leiden häufig an Krampfadern sowie an Problemen mit

Füßen, Hüften und Knien. Es geht vielmehr darum, die Gewohnheit zu entwickeln, häufig *aufzustehen* und Ihre Haltung in Bezug auf die Schwerkraft zu *verändern* – so nutzen Sie die Schwerkraft am besten.

Ein einfacher *Schrittzähler* erfasst die Anzahl der Schritte, die Sie täglich gehen; damit können Sie Ihre „Fort-Schritte" hervorragend verfolgen. Notieren Sie in Ihrem Tagebuch die durchschnittliche Anzahl von Schritten, die Sie beispielsweise an drei verschiedenen Tagen machen. Damit haben Sie ein ungefähres allgemeines Maß für Ihr *derzeitiges* Aktivitätsniveau an der Hand. Die Schritte als solche erfassen zwar vielleicht noch nicht den Wert dieser Bewegungen in Hinblick auf die Schwerkraft, dennoch können sie als Anhaltspunkt für Ihr allgemeines Aktivitätsniveau dienen. Wiederholen Sie diese Messung dann jede Woche an zwei aufeinanderfolgenden Tagen.

Notieren Sie zusätzlich zur Anzahl Ihrer Schritte, wie oft Sie *aufstehen* und welche Art von Bewegungen Sie machen. Gratulieren Sie sich zu den nützlichen Gewohnheiten, die Sie bereits pflegen, und schauen Sie, was Sie noch verbessern können. Es geht darum, dass Sie sich möglichst viele „Schwerkraft-Gewohnheiten" aneignen, also regelmäßige Bewegungen, bei denen Sie die Schwerkraft bewusst nutzen. Mit der Zeit wird Ihr Tagebuch immer mehr Bewegungen und Verhaltensweisen aufführen, die Sie sich zur Gewohnheit machen.

Selbst wenn andere Ihnen keine Komplimente machen (– doch auch das wird eintreten!),werden Sie mehr Selbstvertrauen haben, wenn Sie die Schwerkraft stärker nutzen. Ihre Freunde werden vielleicht feststellen: „Du hast ja eine neue Frisur", oder: „Du hast abgenommen!" Doch nur Sie wissen, *warum* Sie sich verändert haben. Wie Sie auf sich selbst wirken, wenn Sie an einem Spiegel vorbeigehen, auch das zählt als Fortschritt, neben den Komplimenten von anderen. Also, los geht's!

## *Neue Bewegungsgewohnheiten sind ein „Kinderspiel"*

Die „Sitzepidemie" breitet sich heute auch schon unter Kindern aus. Statt „Himmel und Hölle" zu spielen, hinter Bällen herzurennen oder auf Bäume zu klettern, trainieren Kinder ihre Daumen, während sie mit dem Gameboy spielen oder ihren Freunden „simsen" oder auf einen Bildschirm starren. Wie bringen Eltern ihre Kinder aus dem Stuhl hoch und wieder zu gesunden Aktivitäten? Sie aufzufordern, einmal aufzustehen und ein Stück zu laufen, oder sie für ein Sporttraining anzumelden ist ein sicherer Weg zu einem guten Ergebnis.

Der *beste* Weg besteht darin, gesunde lebenslange *Gewohnheiten* zu entwickeln – nicht nur für die Kinder, sondern auch für die Eltern, die Großeltern oder alle anderen im familiären Umfeld. Kinder ahmen nach und sie neigen dazu, auch die Trägheit in der Familie nachzuahmen. Falls regelmäßige Familienkonferenzen notwendig sind, um alle in Bewegung zu bringen, dann machen Sie das eben so. Bewegen fördert die Gesundheit und die Vitalität aller.

Übertragen Sie den *Kindern* doch einmal die Verantwortung, alle in Bewegung zu versetzen. Wenn *Ihnen* das dann lästig ist oder wenn Sie Ausreden erfinden, dann denken Sie daran, wie die *Kinder* sich fühlen müssen, wenn *Sie* ihnen sagen, was sie tun sollen. Verbringen Sie einfach mehr Freizeit mit der Familie im Freien, beim Zelten, Radfahren, Wandern ... Bewerten Sie körperliche Leistung als etwas, worauf man stolz sein kann.

# Teil II

# Wie Sie die Schwerkraft für lebenslange Gesundheit nutzen

KAPITEL 4

# Empfehlenswerte Alltagsaktivitäten für die Nutzung der Schwerkraft

Wir alle haben schon von sportlichen Übungsprogrammen und von Diätplänen gehört, die versprechen, unser Leben innerhalb von nur 30 Tagen zum Besseren zu wenden. Und die meisten von uns haben entweder selbst oder bei anderen erlebt, dass diese Programme fehlschlugen oder im besten Falle zwar *anfangs* Früchte trugen, aber nicht von Dauer waren. Solche Pläne lassen sich in der Regel schwer einhalten, weil sie nicht so recht in unser Leben passen. Was die Schwerkraft angeht und die Vorteile, die sie mit sich bringt, so lautet die gute Nachricht: Sie brauchen Ihr Leben oder Ihre Zeitplanung nicht komplett umzukrempeln. Um uns herum gibt es unzählige Gelegenheiten, etwas für die eigene Fitness zu tun. Der Schlüssel zum Erfolg liegt darin, die Anzahl der *natürlichen*, gewohnheitsmäßigen körperlichen Aktivitäten zu steigern, die wir im Laufe des Tages ausführen, und zwar an jedem einzelnen Tag unseres Lebens; anders ausgedrückt: Wir sollten uns selbst dazu anhalten, uns möglichst häufig zu bewegen, gleichsam wie ein *Perpetuum mobile*. Doch wie soll das konkret aussehen?

## *Machen Sie sich natürliche, alltägliche, nicht sportlich geprägte Bewegungen wieder mehr zur Gewohnheit*

Das Wichtigste, was Sie tun können, besteht darin, sich eine bunt gemischte Auswahl von gewohnheitsmäßigen, *nicht* sportbezogenen Bewegungen zusammenzustellen. Selbst wenn Sie regelmäßig ins Fitnessstudio gehen, sollten Sie – während Sie *nicht* trainieren – auf diese Gewohnheiten achten und sie pflegen, denn diese nützen Ihrem Körper auf ganz andere Art und Weise. Falls Ihr Leben und Ihre Arbeit dergestalt sind, dass Sie nicht wegkommen zum Trainieren, oder falls Sie gar nicht gerne Sport treiben und auch falls Sie den größten Teil Ihres Tages in einem Büro oder Auto sitzen, auch dann ist noch nicht alles verloren. Das sind vielmehr umso wichtigere Gründe dafür, dass Sie sehr davon profitieren werden, wenn Sie wieder mehr „Schwerkraft-Gewohnheiten" in Ihr Leben integrieren. Sie hatten diese Gewohnheiten bereits als Kind, deshalb geht es einfach darum, sie wiederzuerlangen.

Ältere Menschen, die bis ins Alter gesund geblieben sind, scheinen von solchen Gewohnheiten, die die gesundheitsfördernden Wirkungen der Schwerkraft nutzen, profitiert zu haben, weil sie Tätigkeiten beibehalten haben, die auf die Muskelgruppe der Stabilisatoren einwirken. Erinnern Sie sich an Ihre Großmutter oder Ihre Tante, die niemals ein Fusselchen auf dem Fußboden übersahen, sondern sich rasch bückten und es aufhoben?! „Sie hat Sport immer gehasst", so beschreibt meine Bekannte Elsa ihre vitale 92-jährige Mutter. „Aber sie steht immer von ihrem Stuhl auf, um etwas aus der Küche zu holen, um die Häkeldecke auf dem Sofa glatt zu streichen oder an ihren Pflanzen herumzuzupfen. Selbst bei Autofahrten sitzt sie nicht ruhig da; sie spielt immer mit ihren Haaren herum oder mit ihrer Geldbörse oder dem Sicherheitsgurt. In der Alltagskommunikation ist sie der Typ, der beim Sprechen immer mit den Händen gestikuliert."

> *Tipp:* Sportliches Training ist kein Ersatz für all die kleinen Aktivitäten, die sich im Laufe des Tages von selbst ergeben, und das jeden Tag, 365 Tage im Jahr und für den Rest Ihres Lebens.

Gute Gewohnheiten zur Nutzung der Schwerkraft zu entwickeln, das braucht Zeit. Erwarten Sie nicht über Nacht Resultate. Acht bis zwölf Wochen sind ein realistischer Zeitrahmen, um solche neuen Gewohnheiten in Ihrem Alltagsritual zu festigen, wenngleich Sie die guten Ergebnisse vielleicht schon viel früher bemerken. Versuchen Sie nicht, sich zu viele neue Gewohnheiten auf einmal zu erarbeiten. Gehen Sie *schrittweise* vor, das ist entscheidend für lebenslangen Erfolg. Das Ziel besteht ja darin, sich *lebenslange* Gewohnheiten (wieder) anzueignen.

Solche Gewohnheiten müssen realistisch sein und sich mit Ihrer persönlichen Lebensweise verbinden. Erst wenn eine Aktivität zur Gewohnheit wird, ist sie Teil Ihres Alltags und nicht mehr eine unangenehme Pflicht, an die es sich zu erinnern gilt wie an eine Medizin, die man einnehmen muss.

Um optimal zu wirken, sollten diese Aktivitäten in ihrer Intensität gering sein. Sanfte Bewegungen, die der Richtung der Schwerkraft und der Beschleunigung entgegenwirken, eignen sich ganz besonders dazu, jene wertvollen Landkarten im Gehirn zu entwickeln, die unser Gleichgewicht und unsere Koordination steuern. Dieser sanfte Ansatz stärkt auch die überaus wichtigen Stabilisatoren in Ihrem Körper, die, wie wir bereits besprachen, herkömmliche Trainingspläne üblicherweise außer Acht lassen, denn sie konzentrieren sich auf die Mobilisatoren. Bei vielen Menschen hat dieses Augenmerk auf das Training der Mobilisatoren zu chronischen Schmerzen geführt, und zwar meistens im Rücken. Wenn die Stabilisatoren verkümmern, wie es bei unserer modernen sitzenden Lebensweise häufig der Fall ist, dann können auch die Mobilisatoren nicht richtig arbeiten, weil ihnen eine solide Basis fehlt, von der aus sie arbeiten. Daraus resultiert eine Instabilität von Körperbereichen, die die Bewegung verdreht und zu Kreuzschmerzen oder sogar Stürzen führt.

Unter den Trainingsformen, denen wir heute häufig begegnen, sind Yoga und Tai-Chi, die altehrwürdige Bewegungsformen darstellen, die Ausnahmen, weil sie hauptsächlich auf die Stabilisatoren wirken. Die Stabilisatoren durch kontinuierliche Aktivitäten von geringer Intensität fit zu halten, das bildet die Basis für einen gesunden, aktiven Körper. Durch solche über den ganzen Tag verteilte kontinuierliche Aktivitäten von geringer Intensität stellt die Natur sicher, dass die Stabilisatoren nicht ihre Kraft einbüßen.

Bei manchen Tätigkeiten arbeiten Sie stärker gegen die Schwerkraft an als bei anderen. Jedes Mal, wenn Sie beispielsweise aus dem Sitzen aufstehen, bewegen Sie Ihren gesamten Oberkörper gegen die Schwerkraft. Eine solche Bewegung können Sie nicht mit dem Schrittzähler messen. (Leider; das perfekte Gerät zur Kontrolle über die Aktivitäten, bei denen Sie die Schwerkraft nutzen, das sowohl die gelaufenen Schritte misst als auch die mechanische Reizung und Belastung sowie die Beschleunigung, das gibt es noch nicht.)

Dennoch ist es eine gute Idee, sich der Schwerkraft stärker bewusst zu werden, indem Sie Ihre Aktivitäten *nachverfolgen*; so können Sie leichter Ihren Fortschritt messen, während Ihnen die Gewohnheiten in Fleisch und Blut übergehen. Warum zählen Sie nicht bewusst, wie oft am Tag Sie aufstehen? Setzen Sie sich dann ein *höheres* Ziel und arbeiten Sie darauf hin. Machen Sie sich einen Spaß daraus, von Ihrer angestrebten Zahl rückwärts zu zählen wie bei einem Raketenstart – 36, 35, 34 … Sie werden feststellen, es dauert mindestens eine oder zwei Wochen, bis sich die neuen Gewohnheiten so weit einschleifen, dass Sie die Wiederholungen nicht mehr zu zählen brauchen, und Sie die Aktivität selbstverständlich in Ihr Leben integriert haben.

Neue Gewohnheiten, die Sie ausprobieren und entwickeln könnten, gibt es unendlich viele. Manche, wie Stretching und Aufstehen, müssen Sie täglich machen. Andere, etwa Hausputz oder Gartenarbeit, werden Sie seltener ausführen. Versuchen Sie, immer neue Gewohnheiten aufzunehmen. Wenn Sie stecken bleiben und nicht mehr wissen, was Sie noch alles machen könnten, dann seien Sie wieder wie ein Kind, spielen Sie! Ziehen Sie Bilanz, wie viel besser Sie aussehen und sich fühlen, damit Sie an den Punkt kommen, an dem Sie, genau wie beim Zähneputzen, sich Ihr Leben ohne die heilsamen „G-Gewohnheiten" nicht mehr vorstellen können, die mittlerweile ein Bestandteil Ihres Alltags sind.

Wenn Sie so sind wie ich, dann haben Sie nur begrenzte Zeit und Energie für ein strukturiertes Training im Fitnessstudio zur Verfügung, besonders wenn Sie die Fahrtzeiten hin und zurück einrechnen und ebenso die Zeit für das Umziehen und Duschen und für das zusätzliche Waschen der verschwitzten Sportkleidung. Sie brauchen etwas, womit Sie für den Rest Ihres Lebens leben können, ohne Verletzungen oder Taschenrechner. Ihre Aktivitäten und Ihr Training sollen zielgerichtet und wirksam sein – mit maximalem Nutzen bei minimalem Aufwand. Sie brauchen Abwechslung, praktische Auswahlmöglichkeiten, messbaren Erfolg und Belohnungen. Ich habe den weiter unten beschriebenen „Katalog" von Aktivitäten entwickelt, damit Sie sich erfinderisch diejenigen Betätigungen aussuchen, herauspicken und für sich zurechtschneidern können, die sich mit Ihrem Lebensstil am besten vereinbaren lassen.

Hier folgt nun zunächst eine vergleichende Schätzung der Werte, die unterschiedliche Aktivitäten, Zustände oder Geräte im Hinblick auf die gesundheitliche Nutzung der Schwerkraft erzielen. („Gz" bedeutet: Die Schwerkraft zieht in der Richtung vom Kopf zu den Füßen. „Gx" bedeutet: Die Schwerkraft zieht quer durch den Brustkorb.) Die meisten Werte sind geschätzt.

| Aktivität | Wert im Hinblick auf die Schwerkraft |
|---|---|
| Stehen auf der Erde | 1 Gz |
| Stehen auf dem Mars | 0,33 Gz |
| Stehen auf dem Mond | 0,16 Gz |
| Liegen auf der Erde | 0 Gz / 1 Gx |
| Sitzen auf der Erde | < 1 Gz |
| Aus dem Liegen aufstehen | 0 bis 1 Gz |
| Gehen | 1,3 bis 1,5 Gz |
| Auf einer Vibrationsplatte nach C. Rubin stehen | 1,2 bis 1,3 Gz (1 G für das Stehen und +0,2 bis 0,3 Gz für G-Beanspruchung) |
| Laufen | 1,6 bis 2,3 Gz |
| Achterbahn fahren | 2 bis 2,3 Gz |
| Trampolinspringen | bis zu 4,5 Gz |
| Springen | 2,5 bis 6 Gz |
| Zentrifuge (Horizontal in einer Kurzarmzentrifuge) | 0 bis 2,5 Gz |
| Zentrifuge (Ausschwenksitz in einer Langarmzentrifuge) | < 1 bis 8 Gz |

## *Acht Grundsätze für die Gestaltung Ihres Bewegungsprogramms*

Lassen Sie mich, bevor Sie mit Ihrem neuen Bewegungsprogramm beginnen, noch ein paar Empfehlungen aussprechen, wie Sie diese natürlichen Tätigkeiten am besten praktizieren können, damit Sie Ihre kostbare Zeit und Energie bestmöglich investieren.

## 1. Welche Aktivitäten sollten Sie auswählen?

Die knappe Antwort lautet: Bewegungen aller Art: Haltungs- und Gleichgewichtsübungen für Ihre Stabilisatoren und Ihr Gehirn, Dehnungsbewegungen für die Beweglichkeit, Bewegungen zum Kraftaufbau für Ihre Mobilisatoren sowie aerobe Intensität, um Ihre Ausdauer und kardiovaskuläre Fitness zu verbessern.

## 2. Wie lange?

Die knappe Antwort lautet hier: den ganzen Tag. Das heißt: Den ganzen Tag über die neuen Gewohnheiten praktizieren – was natürlich nicht das Gleiche ist wie: den ganzen Tag sportliches Training betreiben! Wenn Sie bereits in einem Fitnessstudio trainieren, dann machen Sie dort mit Ihrem Trainingsprogramm weiter, bis Sie nach und nach Ihre normalen Alltagsaktivitäten um die neuen Bewegungsgewohnheiten ergänzt haben – und entscheiden Sie dann, ob Sie das Training reduzieren wollen. Wenn Sie bei null anfangen, dann steigern Sie zuerst Ihre Alltagsaktivitäten, und zwar mit den neuen, bewussten Bewegungen. Schätzen und notieren Sie die Zahl der Stunden, die Sie im Laufe des Tages sitzend oder liegend verbringen. Setzen Sie sich zum Ziel, *weniger* stillzusitzen oder „herumzulümmeln".

## 3. Wie viel davon?

Diese Frage lässt sich nicht leicht beantworten, weil sich die Alltagsbewegungen wegen ihrer Vielfalt nicht so leicht messen lassen. Ein Schrittzähler ist eine nützliche allgemeine Orientierungshilfe, um die Gesamtaktivität einzuschätzen, aber er ist kein zuverlässiger Indikator dafür, inwiefern die Schwerkraft mit im Spiel ist und ob es sich um eine Gewohnheit handelt. Schätzen Sie einfach die Anzahl der Stunden, die Sie jeden Tag aktiv sind, im Vergleich zur Anzahl der Stunden, die Sie sitzen – das dürfte ein besserer Indikator sein. (Übrigens, Autofahren zählt hier als Sitzen!) Um Ihren Körper in Form zu halten, brauchen Sie Gewohnheiten, die Ihnen ein Spektrum von Tätigkeiten mit hoher und mit geringer Intensität bieten.

## 4. Wechseln Sie ab zwischen langsam und schnell

Die hier gemeinten Gewohnheiten sind Aktivitäten, die wir im Laufe des Tages in Abständen immer durchführen. Ein Beispiel: Wenn Sie *einmal* aufstehen und sich gleich darauf wieder hinsetzen, betrachtet Ihr Körper das als den gleichen einzelnen Reiz, als würden Sie 30 Minuten lang stehen bleiben. Und wenn Sie im Laufe einer Stunde, sagen wir, fünfzehn Mal aufstehen, dann sieht Ihr Körper das wie fünfzehn neue Reize an und reagiert bei jedem Aufstehen neu. Im Tagesverlauf fünfzehn Mal aufzustehen und dem Körper dazwischen Zeit zu geben, sich vollständig zu erholen, ist demnach wirkungsvoller, als fünfzehn Mal rasch hintereinander aufzustehen und sich wieder hinzusetzen. Vielleicht kennen Sie dieses Konzept aus dem *Intervalltraining* beim Sport – da wechselt man ab zwischen Phasen langsamen und schnellen Gehens, Laufens, Radfahrens oder Schwimmens ...

## 5. Wechseln Sie ab zwischen anstrengend und leicht

Manche gewohnheitsmäßigen natürlichen Betätigungen, die im Hinblick auf die Nutzung der Schwerkraft *gute* Gewohnheiten darstellen, sind anstrengender als andere: etwa eine schwere Einkaufstasche eine Treppe hinaufzutragen, eine 6-Meter-Leiter aufzustellen und hinaufzuklettern, um die Dachrinne eines zweistöckigen Hauses zu reinigen. Das ist viel anstrengender, als ein Essen zu kochen oder Betten zu machen. Zwischen anstrengenderen und schonenderen Bewegungen abzuwechseln ist eine wirksamere Vorgehensweise, als eine gleich anstrengende Tätigkeit durchzuhalten. Falls Sie Krafttraining machen, haben Sie vielleicht die Erfahrung gemacht, dass es mehr nützt, einige langsame Wiederholungen mit *maximalem* Krafteinsatz und dann zehn bis zwölf Wiederholungen mit einem leichteren Gewicht durchzuführen.

## 6. Bringen Sie Abwechslung hinein

Denken Sie immer daran: Zu wenig oder zu viel von etwas ist nie gut. Abwechslung bei Bewegungen ist außerordentlich wichtig. Wie bei der intermittierenden Geschwindigkeit und Intensität reagiert der Körper auf den *gleichen*, sich *wiederholenden* Reiz weniger stark. Deshalb ist es so unerlässlich, natürliche Alltagsaktivitäten zur Gewohnheit werden zu lassen. Die meisten meiner Bekannten, die ins Fitnessstudio gehen, haben einen festen Trainingsplan, den sie täglich absolvieren. Um Ihren körperlichen Zustand zu *erhalten*, mag das in Ordnung sein, doch wenn Sie auf eine kontinuierliche *Verbesserung* aus sind, sollten Sie Ihr Programm *variieren*, statt sich auf höhere Intensität oder längere Dauer zu konzentrieren. Gewöhnen Sie sich an, Abwechslung hineinzubringen; vermeiden Sie es, jeden Tag zur gleichen Zeit genau dasselbe Programm in derselben Reihenfolge zu absolvieren.

## 7. Denken Sie an die Schwerkraft – denken Sie an die Richtung

Erinnern Sie sich, die Schwerkraft zieht an Ihrem Körper vom Kopf in Richtung der Füße, deshalb empfinden Sie sie am stärksten, wenn Sie *stehen*. Wann immer Sie die Möglichkeit haben, steigern Sie den Nutzen, indem Sie Ihre Aktivitäten im Stehen ausführen. Ähnlich steigern Sie ja auch beim Krafttraining die Wirkung der Schwerkraft, wenn Sie beim Schulterdrücken auf einem Bein stehen und ein Gewicht über dem Kopf halten; sowohl das Gewicht als auch das Gleichgewicht sind schwerkraftabhängig.

## 8. Schließen Sie (zeitweise) Ihre Augen

Bei jeder Aktivität oder Übung steigert es die Wirkung der Schwerkraft, wenn wir sie mit geschlossenen Augen durchführen; das lässt uns auch erkennen, wie sehr wir uns für unser Gleichgewicht auf das Sehen verlassen statt auf unser Innenohr. Ein weiterer Vorteil, fall Sie mit Reisekrankheit zu tun haben: Sie empfinden Ihre nächste Bootsfahrt oder Ihren nächsten Flug weniger beschwerlich, wenn Sie sich angewöhnt haben, Ihren Körper mit geschlossenen Augen zu bewegen und so auch Ihre Körperhaltung zu ändern.

\*

Mit diesen acht Grundregeln im Hinterkopf können Sie nun Ihr individuelles „Bewegungsprogramm" erstellen [– nicht zu verstehen als Trainingsprogramm wie im Fitnessstudio, sondern als Sammlung, als Katalog *möglicher* Übungsgelegenheiten, als Spektrum der gesunden *Bewegungsmuster*, die sich ganz organisch in Ihren Alltag einbauen lassen; Anm. d. Verlags]. Sobald Sie die neuen Gewohnheiten in Ihr Leben integrieren, befinden Sie sich auf dem Weg zum *Perpetuum mobile*; das wird Ihnen helfen, vital und selbstständig zu bleiben.

## *Vorschläge für Ihr individuelles Bewegungsprogramm*

Ich werde die Bewegungen, Aktivitäten und Übungen im Folgenden mit einer abgestuften Anzahl von *Sternchen* kennzeichnen (* bis *****, ähnlich den „Sternen" bei Hotels und Restaurants) und zeige damit an, welche am nützlichsten sind. Und den Leserinnen und Lesern, die in der Kategorie von verbrannten Kalorien denken, gebe ich einen geschätzten Brennwert für jede Bewegung an, als Gesamtkalorienzahl oder Kalorien pro Stunde für eine Person mit einem Körpergewicht zwischen 54 und 63 Kilo (gerundet). Falls Ihr Körpergewicht anders ist, teilen Sie die angegebene Anzahl der verbrannten Kalorien für jede Aktivität durch 130 und multiplizieren dieses Ergebnis mit Ihrem Körpergewicht in amerikanischen Pfund, um die Summe der Kalorien zu ermitteln, die Sie verbrennen. [Hilfe zur Umrechnung: 1 amerikanisches Pfund, abgekürzt: lb, entspricht rund 0,45 kg. Oder umgekehrt: 1 kg entspricht 2,2 lb; Anm. d. Übers.] Wie Sie feststellen werden, stimmen die Kalorien nicht immer mit der Sternkennzeichnung der Schwerkraftbewertung überein, aber beide Werte sind wichtig für gute Gesundheit und Fitness. Ist der Kalorienverbrauch pro Minute oder Stunde angegeben, dann müssen Sie die Dauer jeder Aktivität ermitteln, um einzuschätzen, wie viele Kalorien Sie verbrannt haben. Ein Beispiel: Volle Einkaufstaschen zu Ihrem Auto zu tragen verbraucht genauso viele Kalorien pro Stunde, nämlich 180, wie ein Baby in einem Tragetuch oder Babyrucksack zu tragen, doch wahrscheinlich tragen Sie Ihre Einkäufe nur für einige Minuten, während viele frischgebackene Eltern ihr Kind eine Stunde oder länger umhertragen.

Wir alle haben unzählige zentrale Gewohnheiten, denen wir immer wieder einmal nachgehen. Zu den offenkundigsten zählen leichte Hausarbeit wie Staubsaugen (eine Zwei-Sterne-Tätigkeit, bei der wir 200 Kalorien pro Stunde verbrennen). Anstrengendere Betätigungen wie Laub zusammenrechen und aufsammeln oder Schnee schippen (****) würden mit bis zu 350 cal/h zu Buche schlagen. Leichtere Gartenarbeit wie zurückschneiden, pflanzen, Unkraut jäten und Rasen mähen (* bis ****) brächten 300 bis 350 cal/h; außerdem verbessern sie die Ausdauer und beanspruchen lange vernachlässigte Muskeln. Weniger anstrengend ist der Reiz, aufzustehen, etwa wenn Sie sich ein Glas Wasser holen – und trotzdem hat dieser einfache Kraftaufwand einen enormen Schwerkraftwert (**** / 10–15 cal/h). Sie tragen vielleicht ein Baby (*** / 180 cal/h), rühren in einem großen Topf mit Nudelsoße (** / 132 cal/h), rollen einen Plätzchenteig aus (** / 132 cal/h), knacken Nüsse (* / 100 cal/h) oder tragen Ihre Einkaufstüten zum Auto (*** / 15 cal/h). Vielleicht tragen Sie den Mülleimer hinaus (** / 18 cal/h), streichen ein Zimmer (**** / 270–350 cal/h), schrubben die Badewanne (*** / 160 cal/h), streichen Ihren Zaun (**** / 300–350 cal/h), züchten Ihr eigenes Gemüse (** / 100–150 cal/h) – und werden dabei fit.[1]

> *Ein wichtiger Tipp:* Die Tätigkeiten in der nachfolgenden Auflistung können Sie so abwandeln, dass Sie jede Bewegung *so langsam wie nur irgend möglich* ausführen. Das erschwert die Bewegungen und bringt Ihnen einen höheren Wert ein. Und nicht vergessen: *Denken Sie bei diesen Aktivitäten an die Schwerkraft!* So können Sie sich leicht auf Ihr Tun konzentrieren und Sie erinnern sich daran, warum das wichtig ist für Ihre Gesundheit.

Sind Sie bereit? Los geht's!

## Gewöhnen Sie sich das Dehnen und Strecken wieder an (*****)

*Muskeln / Gelenke / Bänder / Sehnen / Knochen / Wirbelsäule / Nacken / Schultern / Füße (100 cal/h)*

Wir alle wissen, wie ein Kind sich nach dem Aufwachen auf natürliche Weise streckt, und wir alle haben schon Hunde und Katzen beobachtet, die es genauso machen. Doch viele von uns *wanken* einfach nur aus dem Bett, sobald der Wecker klingelt. Wenn Sie älter werden und aufgehört haben, sich in dieser Weise zu strecken, verkürzen sich Ihre Muskeln und der Bewegungsgrad Ihrer Gelenke nimmt ab. Das kann einer aktiven Lebensweise einen Dämpfer versetzen und Sie sogar bei normalen, alltäglichen Bewegungen behindern. Tätigkeiten, die einmal einfach waren – wie den Reißverschluss eines Kleides zuzuziehen oder nach einem Topf oben im Regal zu greifen –, werden dann schwierig. Bei vielen älteren Autofahrern ist der Bewegungsradius des Nackens so weit eingeschränkt, dass sie ihren Kopf nicht weit genug drehen können, um nach hinten zu schauen, wenn sie rückwärts aus einem Parkplatz oder einer Einfahrt herausfahren – das führt häufig zu Unfällen. Regelmäßige Dehnungs- oder Yogaübungen tragen dazu bei, Ihre Nackenmuskeln zu dehnen, und erleichtern Alltagsaktivitäten.

> *Tipp:* Wippen Sie nicht beim Dehnen, denn das kann die Sehnen und Gelenke belasten. Führen Sie jede Dehnung so weit aus, wie Sie können, und halten Sie sie, während Sie normal weiteratmen. Sie können ja mit einem Zeitmesser oder einer Uhr mit Sekundenanzeige Ihre Dehnungen stoppen – 30 Sekunden sind gut, 60 Sekunden sind natürlich besser.

**Anleitung:**
Lassen Sie, schon bevor Sie aufstehen, Ihre Füße einige Male in beide Richtungen kreisen. Machen Sie dann das Gleiche mit Ihren Händen und lassen Sie danach Ihre Schultern kreisen.

Setzen Sie sich als Nächstes auf, falten Sie Ihre Hände und strecken Sie sie senkrecht über den Kopf, während Sie die Schultern nach unten drücken. Drehen Sie Ihre Handflächen nach außen, sodass sie zur Decke zeigen. Stehen Sie auf und dehnen Sie sich weiter.

Legen Sie sich ein paar Minuten auf den Boden und wiederholen Sie Ihre Dehnungen, wobei Sie Füße und Hände in entgegengesetzte Richtungen strecken. Entspannen Sie sich vollständig und wiederholen Sie die Bewegungen zwei bis drei Mal.

Führen Sie Ihre Knie zum Oberkörper, umfassen Sie sie und rollen Sie von einer Seite auf die andere oder in kleinen Kreisen in beide Richtungen. Für Ihren Rücken fühlt sich das wunderbar an.

Rollen Sie sich auf die rechte Seite und drücken Sie sich mit der linken Hand sanft hoch; dabei kommt der Kopf zuletzt nach oben, damit Ihnen nicht schwindlig wird. Gehen Sie, bevor Sie aufstehen, als Letztes noch in den Vierfüßlerstand und krümmen Sie Ihren Rücken wie eine Katze (Katzenbuckel).

In den paar Minuten, die diese Dehnungen in Anspruch nehmen, haben Sie jetzt die Steifheit, die sich während der Nacht in Ihnen breitgemacht hat, aus Ihrem Körper vertrieben und Sie sind ganz entspannt und bereit, Ihren Tag zu beginnen.

Jede und jeder kann (wieder) lernen, sich zu dehnen und zu strecken, unabhängig von Alter oder Beweglichkeit. Ist Ihnen schon aufgefallen, dass Sänger sehr wenige Falten haben? Das kommt daher, weil sie ihre Gesichtsmuskeln dehnen. Die Haut zu dehnen ist ebenso wichtig wie die Gelenke und Bänder zu dehnen; das alles sind Kollagenstrukturen und sie sprechen auf mechanischen Zug und Druck an. Das Dehnen sollte fest zu Ihrem Tagesablauf gehören, ob Sie nun Sport treiben oder nicht. Zusätzlich zu den Dehnungsübungen morgens nach dem Aufwachen können Sie sich etwa beim Fernsehen dehnen oder wenn Sie am Computer arbeiten, wenn Sie sich bettfertig machen oder immer dann, wenn Sie merken, dass sich eine gewisse Anspannung oder Beengung einschleicht. Strecken Sie Ihre Arme, während Sie am Schreibtisch sitzen, häufig hinter Ihren Stuhl. Falls Sie Krafttraining machen, dehnen Sie sich zwischen den einzelnen Runden. Es fühlt sich gut an und Sie brauchen sich dann am Ende Ihres Work-outs nicht so lange zu dehnen!

Diese gewohnheitsmäßigen Dehn- und Streckübungen brauchen nicht viel Zeit in Anspruch zu nehmen, können Ihnen aber unendlich viel nützen! Nachstehend nur einige Vorteile, die Sie vom regelmäßigen Dehnen erwarten können:

- Geringere Muskelanspannung
- Erweiterter Bewegungsradius der Gelenke
- Verbesserte Muskelkoordination
- Verbesserte Durchblutung verschiedener Körperteile
- Mehr Energie (aufgrund der verbesserten Durchblutung)
- Stressabbau
- Straffere Haut

> *Tipp:* Immer dann, wenn Sie nicht sicher sind, was Sie als Nächstes tun sollen, denken Sie einfach an das Kind, das in Ihnen steckt, und dehnen und strecken Sie sich.

## Aufstehen und hinsetzen (*****)
*Blutdruckregulierung / Muskeln / Gelenke / Knochen (2 cal/min)*

Falls Sie nichts anderes aus diesem Buch umsetzen, dann tun Sie wenigstens dies – es ist die *allerwichtigste Gewohnheit*, die Sie sich aneignen können. Der Schlüssel zur Selbstständigkeit im Alter ist die Fähigkeit, aufzustehen. Beginnen Sie jetzt, das bewusst zu üben, damit Sie Ihr ganzes Leben lang ohne fremde Hilfe aufstehen können. Und führen Sie diese Bewegung korrekt aus, um den größten Nutzen daraus zu ziehen.

Aus dem Blickwinkel, wie Sie die *Schwerkraft* nutzen können, ist das Aufstehen eine hervorragende Übung, besonders wenn Sie Ihr Gewicht ganz „laaangsaaam" vom Stuhl heben und das im Laufe des Tages häufig wiederholen. Wenn Sie genauso oft *schnell* aufstehen, aber in einer kurzen Zeitspanne, dann ist es eine aerobe Übung – achten Sie darauf, wie Ihr Herz schneller schlägt und Sie schnaufen.

Untersuchungen zufolge sind gewöhnlich mindestens 32 Haltungsänderungen vom Sitzen in den Stand und wieder ins Sitzen notwendig, damit der Blutdruck gut reguliert wird. Ich kenne das aus meinen Studien mit Testpersonen, die vier Tage lang durchgehend 24 Stunden am Tag im Bett lagen. Sie mussten sechzehn Mal am Tag aus dem Bett aufstehen, um einer Ohnmachtsneigung beim Aufstehen entgegenzuwirken. Das bedeutet, so viele Haltungsänderungen waren erforderlich, um den Blutdruck auf dem von den Sensoren ermittelten Wert zu halten. Aus dem Sitzen müsste man dann sogar zweiunddreißig Mal oder häufiger aufstehen, weil hierbei der Schwerkraftreiz geringer ist als beim Aufstehen aus dem Liegen. Betrachten Sie diese zweiunddreißig Mal als Ihr Minimalziel. Häufiger schadet nicht, doch seltener bringt wahrscheinlich nicht die gewünschte Wirkung.

**Anleitung:**
1. Beim *Aufstehen* wirken Sie der Schwerkraft entgegen. Wie stehen Sie von Ihrem Stuhl auf? Stützen Sie sich auf den Armlehnen ab? Stützen Sie sich auf Ihren Knien ab? Verschaffen Sie sich Anlässe, häufig aufzustehen: Legen Sie Ihr Handy außer Reichweite, damit Sie aufstehen müssen, wenn Sie drangehen. Holen Sie sich beim Fernsehen immer wieder Getränkenachschub aus der Küche. Trinken Sie viel Wasser, sodass Sie häufig zur Toilette gehen müssen.

Setzen Sie sich zum Ziel, aufzustehen, *ohne* sich irgendwo abzustützen. (Falls Sie sich anfangs doch abstützen, dann tun Sie das so, dass Sie dabei Ihre Arme kräftigen!) Wenn Sie das Aufstehen ohne Abstützen beherrschen, dann führen Sie es *sehr langsam* aus, um es weiter zu perfektionieren. Üben Sie dann, aus einem *niedrigen* Sessel oder von einer Couch aufzustehen, die keine feste Sitzfläche haben. Das macht diese Bewegung schwieriger.

> *Tipp:* Als ich bei einem meiner Vorträge das häufige Aufstehen empfahl, klagte ein Mann aus dem Publikum, das könne er nicht, denn er arbeite den ganzen Tag am Computer. Wenn er zu häufig aufstünde, dann würde sein Chef ihn entlassen. Auf meine Frage, ob er Wasser trinke, antwortete er: Selbstverständlich, er habe eine Flasche auf seinem Schreibtisch stehen. Ich riet ihm: „Stellen Sie die Flasche in ein Regal, das gerade so weit weg ist, dass Sie aufstehen müssen, um nach der Flasche greifen zu können. Das erfüllt einen doppelten Zweck: Sie trinken genug und bleiben fit."

2. *Sich hinsetzen* ist einfach, weil uns die Schwerkraft ja nach unten zieht. Sie brauchen nur nachzugeben und – schwupp! – schon sitzen Sie wieder. Doch damit verschenken Sie den gesundheitlichen Nutzen dieser Bewegung. Um wirklich davon zu profitieren, sollten Sie sich *sehr langsam* hinsetzen und die ganze Bewegung hindurch der Erdanziehung Widerstand leisten. Denken Sie dabei an das mentale Bild, dass eine Schnur Ihren Kopf nach oben in Richtung Decke zieht! Behalten Sie diese gute Körperhaltung bei und je langsamer

Sie sich hinsetzen, desto mehr profitieren Ihre Muskeln davon. Das ist eine wunderbare Übung zur Stärkung der Beinmuskulatur. Langsam ist gut – je langsamer, desto besser.

3. *In die Hocke gehen* ist eine Variante des Hinsetzens, allerdings ohne Stuhl: Ihre Knie sind dann in spitzem Winkel gebeugt und Ihr Gesäß ist nahe am Fußboden.

Beobachten Sie, wie sich ein kleines Kind bewegt, und Sie sehen wahrscheinlich, wie es ganz mühelos häufig in die Hocke geht – *Sie* haben das in diesem Alter auch getan. In manchen Kulturen ist die Hockstellung für Erwachsene und Kinder gleichermaßen die normale Sitzposition und wird häufig beim Essen und anderen Aktivitäten im Sitzen eingenommen; in der Hockstellung werden auch Kinder geboren. Für alle Menschen ist das die wirkungsvollste Körperhaltung beim Toilettengang, denn so kann die Schwerkraft den Enddarm bei der Ausscheidung unterstützen. Längere Zeit in der Hockstellung zu verweilen stärkt die großen Oberschenkelmuskeln. Aus der Hocke aufzustehen ist sogar ein noch stärkerer Schwerkraftreiz als das Aufstehen von einem Stuhl – aber seien Sie vorsichtig, wenn Sie es das erste Mal probieren, damit Ihnen nicht schwindlig wird.

Noch einen weiteren Bonus bietet das Aufstehen aus der Hocke – und in geringerem Maß das Aufstehen aus dem Sitzen: Das Gehirn wird besser mit Blut versorgt. Bei vielen anderen Bewegungen ist das nicht gegeben – Ihr Gehirn wird es Ihnen danken.

## Aufrecht stehen (*****)
*Gleichgewicht / Rücken- und Nackenmuskeln / Wirbelsäule / Körpergröße (2 cal/min)*

Da die Schwerkraft bekanntlich nach unten zieht, arbeiten Sie beim aufrechten Stehen gegen die Schwerkraft an. Je aufrechter Ihre Haltung, desto höher der Nutzwert, denn Sie richten Ihren Körper optimal gegen die Erdanziehung aus. Unser Kopf wiegt etwa 7 Kilo und sitzt am oberen Ende der Wirbelsäule. Ist die Wirbelsäule *nicht* aufrecht, um den Kopf zu unterstützen, und sind die Nackenmuskeln schwach, so kippt der Kopf nach vorn, wie es bei Neugeborenen der Fall ist (und bei manchen älteren Menschen). Der Kopf ist das einzige Gewicht, das die obere

Wirbelsäule trägt. Dadurch behält die Wirbelsäule ihre Knochendichte. Viele von uns neigen den Kopf beim Sitzen oder Gehen häufig nach vorn. Doch dadurch braucht die Wirbelsäule nicht so sehr gegen die Schwerkraft anzuarbeiten und sie wird dadurch schwächer, sie kann an Substanz verlieren, unsere Rückenmuskeln schmerzen und wir werden kleiner.

**Anleitung:**
Achten Sie beim Stehen und Sitzen auf eine gute Körperhaltung mit einem starken Rücken – Schultern nach unten, Rücken- und Bauchmuskeln leicht angespannt. Wenn Sie die Schultern einziehen, verspannen sich Ihre Nackenmuskeln. Stellen Sie sich mit dem Rücken an eine Wand, um Ihre Körperhaltung zu überprüfen: Ihre Wirbelsäule ist zwar von Natur aus leicht „S-förmig" gekrümmt, doch Ihr unterer Rücken sollte so gerade an der Wand liegen, dass Sie Ihre Hand nicht zwischen Körper und Wand hin- und herschieben können.

*Tipp:* Mein Yogalehrer sagt immer: „Stellen Sie sich eine Schnur vor, die vom Oberkopf gerade nach oben zieht." Die Schultern hochzuziehen bringt nichts, lassen Sie sie besser unten und strecken Sie Ihren Kopf nach oben in Richtung Schnur. Ich war einmal bei einer Friseurin, die beim Waschen an meinen Haaren zog. Das war allerdings eine Qual. Ich wand mich ihr entgegen, nach oben, um den Schmerz zu vermeiden. Sie können aber das Gleiche tun, ohne das unbehagliche Haarewaschen in Kauf zu nehmen.

## Dehnen und strecken Sie sich an Ihrem Schreibtisch (****)

*Haltung / Schulterblätter / hebt den Brustkorb / baut Spannungen ab (1 cal/min)*

**Anleitung:**
Halten Sie bei Ihrer Arbeit am Schreibtisch Ihren Kopf möglichst hoch und möglichst weit von den Schultern entfernt. Achten Sie darauf, dass er nicht nach vorn kippt. Beugen Sie den linken Arm hinter Ihrem Rücken und umfassen Sie mit der linken Hand den Ellenbogen des rechten Arms, der an der Seite nach unten hängt. Sofort spüren Sie, wie sich Ihre Schulterblätter aufeinander zubewegen, Ihre Schultern gehen nach unten und Ihr Brustkorb hebt sich. Bleiben Sie in dieser Haltung, solange Sie können. Führen Sie die gleiche Bewegung zur anderen Seite aus und wiederholen Sie beides oft. Diese Dehnung löst Spannungen in den Schultern und festigt eine gute gewohnheitsmäßige Körperhaltung. Spannungen im Rücken können Sie auch abbauen, indem Sie hinter Ihrem Rücken eine Hand mit der anderen fassen.

In einem Sessel zu sitzen bekommt Ihrer Haltung nicht gut, weil Sie Ihre Ellenbogen dann anheben und diese dann vorn liegen. Ich habe eine einfache Möglichkeit entdeckt, die Schulterblätter hinten zu halten, und zwar, indem Sie beim Sitzen die Hände weit oben auf den Oberschenkeln ruhen lassen. Das Verweilen in dieser Haltung führt die Schulterblätter von selbst zusammen. Hier eine weitere einfache Variante beim Arbeiten:

Halten Sie beide Arme mit gebeugten Ellenbogen seitlich und führen Sie die Ellenbogen nach hinten, wobei Sie die Schulterblätter zusammenführen. Bleiben Sie in dieser Position. Wenn Sie das beherrschen, können Sie in dieser Haltung sogar weiter an der Tastatur arbeiten.

Diese Dehnung tut auch gut bei Langstreckenflügen oder beim Autofahren (an einer roten Ampel). Wenn Sie diese Bewegung bei Ihrer Schreibtischarbeit oder im Straßenverkehr häufig durchführen und dabei Ihre Schultern unten lassen, senken Sie das Risiko eines steifen Nackens und verspannter Schultern enorm.

## Gehen Sie aufrecht (*****)
*Haltung / Gleichgewicht / Wirbelsäule / Nackenmuskeln (150–360 cal/h)*

**Anleitung:**
Denken Sie beim Gehen daran, wie Kleinkinder und ebenso Astronauten (nach ihrer Rückkehr zur Erde) laufen, damit sie nicht hinfallen: sehr breitbeinig. Dann: Halten Sie Ihren Gleichgewichtssinn fit und bewegen Sie sich wie ein Model auf dem Laufsteg: Füße und Beine eng beieinander. Arbeiten Sie darauf hin, Ihren Blick immer geradeaus nach vorn zu richten, statt auf Ihre Füße zu schauen. So können Sie leichter aufrecht gehen und Ihre Wirbelsäule kräftigen. Ein Spaziergang in zügigem Schritt in einem Park oder in einer anderen angenehmen Umgebung wird Sie außerdem emotional belohnen. Falls Sie sich 1 Stunde Zeit nehmen, um 3 Kilometer zu gehen, verbrennen Sie auch ordentlich Kalorien (bei einem Körpergewicht zwischen 55 und 65 Kilo: 144 bis 168 Kalorien; und noch mehr Kalorien, wenn Sie mehr wiegen). Bei *schnellem* Gehen *(Power Walking)*, bei dem Sie 3 Kilometer in 40 Minuten zurücklegen, verbrennen Sie 192 bis 222 Kalorien (je nach Ihrem Gewicht). Falls Sie bei gleicher Distanz und Zeit doppelt so viele Kalorien verbrennen wollen, dann probieren Sie es mal mit einem Rucksack. Aber was immer Sie tun, achten Sie darauf, dass Sie aufrecht gehen!

Die Betonung liegt bei dieser Übung auf der *schnellen* Bewegung und auf der Zweckgerichtetheit des Gehens. Warum schnell? Erinnern Sie sich an Kapitel 3 und den Wert der intermittierenden Bewegung von geringer Intensität mit hoher Frequenz. Gehen ist eine Abfolge intermittierender Schritte, von denen jeder einzelne, wenn Sie auftreten, einen vertikalen Schwerkraftreiz erzeugt. Je schneller Sie diese Schritte machen, desto höher ist die Frequenz.

Der frühere Astronaut und US-Senator John Glenn hat sich angewöhnt, jeden Tag 3 Kilometer schnell und konzentriert zu gehen. Und drei Mal pro Woche arbeitet er mit Gewichten. Schnelles und konzentriertes Gehen bedeutet, Sie legen in kürzerer Zeit eine größere Entfernung zurück, wobei Ihre Arme seitlich am Körper vor- und zurückschwingen. Glenn begann damit, lange bevor eine neue Studie zeigte, dass die Gehgeschwindigkeit – wie schnell Sie gehen – Ihr Leben verlängern kann.[2] Dieser Untersuchung zufolge ist es für Menschen über 65 Jahre ideal, jeden Tag 3,5 Kilometer in 1 Stunde zu gehen. Während ich dieses Buch schreibe, ist John Glenn 90 Jahre alt und immer noch gut in Form. Er muss doch irgendetwas richtig machen …!

## Nehmen Sie die Treppe (***)

*Gleichgewicht / Koordination / Muskeln / Knochen / Gelenke (8–10 cal/min)*

Beginnen Sie mit der *leichten* Version der Aufwärtsbewegung – also mit Aufzug oder Rolltreppe – und benutzen Sie die Treppe auf Ihrem Weg nach unten. Treppen hinauf- und Treppen hinunterzugehen, das sind zwei unterschiedliche Aktivitäten. Beim Hinuntergehen ist das Gleichgewicht stärker gefordert, außerdem übt die Stoßbelastung mit jedem weiteren Schritt Ihrer Vorwärtsbeschleunigung einen Schwerkraftreiz auf Ihre Beine, Hüften und Lendenwirbel aus. Das Hinaufgehen ist eher aerob und fördert die Ausdauer. Es ist außerdem ein gewisses Gewichtstraining, weil Sie bei jedem Schritt Ihr Gewicht nach oben ziehen. Treppen *sowohl* hinauf- *als auch* hinunterzugehen ist eine hervorragende Übung zur Muskelstärkung, aber beide wirken auf unterschiedliche Muskeln ein, deshalb sollten Sie beides machen, um sowohl die vorderen als auch die hinteren Beinmuskeln zu kräftigen – exzentrisch und konzentrisch.

Ich bin immer wieder erstaunt, wie früh im Leben bereits Gleichgewichtsprobleme auftreten, besonders bei Frauen. Wenn Sie junge Frauen in ihren Zwanzigern fragen, ob sie auf ihre Füße schauen, wenn sie Treppen hinuntergehen, werden Sie überrascht sein, wie viele das tun. Viele halten sich auch am Geländer fest. Bei meiner persönlichen Umfrage unter jungen Arzthelferinnen gab ein Viertel von ihnen an, auf ihre Füße zu schauen, und jede Zehnte hielt sich zudem am Geländer fest. Was machen *Sie*? Falls Sie etwas wackelig auf den Beinen sein sollten, warten Sie ab, bis Sie einen festeren Stand haben, bevor Sie das Folgende ausprobieren, und halten Sie sich anfangs ruhig am Geländer fest. Ziehen Sie sich ein Paar bequeme Schuhe mit flachen Absätzen an und machen Sie folgenden Selbsttest:

**Anleitung:**
1. *Treppen hinuntergehen* – Falls Sie sich am Geländer festhalten, probieren Sie, es kaum zu berühren, bis Sie sich auch *ohne* Festhalten sicher genug fühlen. Statt Ihren Blick die ganze Zeit auf die Treppe zu richten, versuchen Sie, jeweils ein paar Schritte vorauszuschauen, während Sie die Treppe hinuntergehen. Fällt Ihnen das schwer, dann arbeiten Sie langsam darauf hin, indem Sie auf mit beiden Füßen abwechselnd auf einen kleinen Trittschemel und wieder hinuntersteigen. Sobald Sie das beherrschen, probieren Sie es wieder mit dem Treppensteigen. Arbeiten Sie sich in der Anzahl der Stufen, die Sie bewältigen, nach oben und streben Sie an, sich nicht mehr am Geländer festzuhalten. Das Ziel besteht darin, die ganze Treppe hinunterzugehen, ohne auf die Füße zu schauen und ohne sich am Geländer festzuhalten. (Zur Selbsteinschätzung kann eine selbst erdachte Skala dienen, wie beispielsweise in dem Buch *Age-Defying Fitness*.)[3]
2. *Treppen hinaufgehen* – Ergänzen Sie das Hinuntergehen um das Hinaufgehen. Gehen Sie so viele Stufen nach oben, bis Sie fast außer Atem sind. Lassen Sie nun das Geländer los und schauen Sie geradeaus, nicht die Treppe hinunter. Steigern Sie dann die Anzahl der Stufen. Nutzen Sie jede Gelegenheit und nehmen Sie die Treppe statt der einfacheren Methode.

*

Viele ältere Menschen verlassen ungern ihre Wohnung oder ihr Haus, weil sie Angst haben, hinzufallen, wenn sie bei einem Bus oder auch schon bei Autos mit höherer Sitzposition ein- oder aussteigen. Die oben beschriebene Übung mit dem Tritthocker kann ihnen helfen, ihr Vertrauen und ihre Unabhängigkeit wiederzuerlangen, indem sie bei sich zu Hause gefahrlos die dafür benötigten Muskeln und das Gleichgewichtsgefühl trainieren.

> *Tipp:* Wussten Sie, dass eine Treppe hinunterzugehen einen wirksameren Reiz auf die Knochen ausübt als normales Gehen? Das kommt daher, dass Sie auf der Treppe mehr Auftrittstärke erzeugen und Ihre Sehnen mit jedem Schritt abwärts stärker dehnen.

## Strümpfe und Schuhe im Stehen an- und ausziehen (*****)
*Gleichgewicht / Koordination (2 cal/min)*

Das wussten Sie bisher sicher noch nicht: Astronauten ziehen im Weltraum ihre Hose mit beiden Beinen gleichzeitig an. Wie ziehen Sie Ihre Hose an und aus? Und wie ziehen Sie Ihre Schuhe, Ihre Socken oder Ihre Strumpfhose an und aus? Lehnen Sie sich irgendwo an oder setzen Sie sich hin – oder können Sie es im Stehen und ohne sich festzuhalten? Stützen Sie sich mit dem einen Bein oder Fuß am anderen ab, um nicht das Gleichgewicht zu verlieren? – Das Endziel besteht darin, auf einem Bein aufrecht stehen zu bleiben und dabei den anderen Fuß so hoch wie möglich zu heben. So entwickeln Sie Ihr Gleichgewichtsgefühl am besten. Meine Freundin Judy sagt mir, ich schulde ihr eine Menge Geld für die Strumpfhosen, die sie zerrissen habe, bis sie diese Gewohnheit beherrschte. Das ist ein *kleiner* Preis für den großen Gewinn, wieder zu einem guten Gleichgewichtsgefühl zu finden …

Versuchen Sie, morgens und abends Ihre Technik zu verbessern, wenn Sie Ihre Schuhe, die Strümpfe und die Hose an- oder ausziehen. Sie werden staunen, welche Fortschritte Sie in zwei Wochen machen. Das ist eine der besten und leichtesten Gewohnheiten, die Sie in Ihre täglichen Aktivitäten einbauen können, um Ihren Gleichgewichtssinn insgesamt zu verbessern; bequemer könnte es nicht sein. Sie ziehen sich ja ohnehin an und aus, also sollten Sie diesen Vorgang auch bestmöglich nutzen! Das ist ein Musterbeispiel oder die Essenz des Bemühens, gute Gewohnheiten zu entwickeln, die Sie Ihr ganzes Leben lang gesund und beweglich halten.

Sobald Sie bereit sind, können Sie Ihr Gleichgewichtsgefühl wirklich auf die Probe stellen und diese Bewegung – vorsichtig! – *mit geschlossenen Augen* wiederholen. Ohne visuelle Hinweise müssen Sie sich auf Ihre gute Körperhaltung verlassen. Richtiges Stehen führt automatisch dazu, dass Sie Ihre Bauchmuskeln anspannen; das verhindert ein Schwanken und Fallen. Dann werden Sie erkennen, wie sehr Sie sich für das Aufrechtstehen auf Ihre Augen verlassen, statt Ihren Gleichgewichtssinn zu nutzen.

### In der Küche (****)

Eine Mahlzeit von Grund auf zuzubereiten, das umfasst Aktivitäten wie diese: stehen, nach etwas greifen, sich bücken und zahlreiche andere Bewegungen der Hände und Handgelenke, wenn Sie etwas waschen, in Scheiben schneiden, zerkleinern, umrühren, Töpfe und Pfannen heben oder Teig ausrollen. Einen mechanischen Dosenöffner zu benutzen bringt ebenfalls Vorteile. Und wenn Sie Nahrungsmittel genießen, die mit Messer und Gabel oder mit Stäbchen gegessen werden müssen (im Gegensatz zu weniger mühsamem Essen von Fingerfood wie Pizza oder Burger), dann müssen dafür Hände und Handgelenke ihre Bewegungen koordinieren.

### Einen Besen benutzen (***)

Den Fußboden mit einem Besen zu fegen erfordert schon eine Menge Muskelschmalz. Das mag zwar altmodisch sein, aber es macht keinen Lärm und ist gründlich. Außerdem ist es energiesparend, reicht in jede Ecke hinein und Sie fegen mit dem Schmutz gleichzeitig auch Ihren Stress weg. Auch bei leichtem Schneefall benutze ich draußen einen Besen statt der Schneeschaufel. Das funktioniert viel besser, es macht keinen Lärm, aber dafür Spaß.

### Ein Buch auf dem Kopf tragen (****)

*Haltung / Gleichgewicht / Wirbelsäule (1–10 cal/min)*

Denken Sie an die Frauen in Entwicklungsländern, die Wasserkrüge auf ihrem Kopf tragen. Beneiden Sie sie nicht um ihre aufrechte Haltung und ihre kräftige Wirbelsäule? Zwar brauchen die meisten von uns kein Wasser auf dem Kopf zu tragen, aber wir könnten uns die gleiche Gewohnheit aneignen.

**Anleitung:**
Beginnen Sie mit einem kleinen Bohnensäckchen auf Ihrem Kopf. Legen Sie sich als Nächstes ein kleines Buch auf den Kopf, während Sie auf einem Stuhl mit gerader Rückenlehne sitzen. Arbeit am Computer ist dafür eine gute Gelegenheit. Falls Sie zusammensinken oder Ihre Schultern heben, fällt das Buch herunter. Sobald Sie es geschafft haben, das Buch beim ruhigen Sitzen für längere Zeit

auf dem Kopf zu behalten, tragen Sie es auch dann auf dem Kopf, während Sie umhergehen. Mit etwas Ausdauer gelingt Ihnen das immer besser und diese Aktivität bekommt immer mehr Sterne. Sie können sich auch ein größeres und dickeres Buch aussuchen, dann kräftigt diese Übung auch noch die Wirbelsäule.

Zur Abwechslung können Sie auch ein Spiel daraus machen, besonders wenn Sie Kinder oder Enkelkinder im Haus haben. Ein tolles, lustiges Spiel für Jung und Alt ist es, die Zeit zu stoppen, wie lange man eine kleine Plastikschüssel mit Wasser auf dem Kopf tragen kann, bevor sie herunterfällt. Wenn man das nicht schafft, wird man natürlich nass. Kindern dürfte es schwerer fallen, die Schüssel im Sitzen auf dem Kopf zu halten, weil sie dafürganz still sitzen müssen. Das ist wirklich eine Herausforderung!

## Kopf nach unten (*****)
*Fördert die Durchblutung des Kopfes*

Ich erinnere mich, dass ich „stocksauer" war, als meine Kinder in ihren Jugendjahren in ihren geliebten Sitzsäcken lümmelten, die Füße in der Luft, und „Hausaufgaben machten". Aber wahrscheinlich haben sie ihrem Gehirn damit viel Gutes getan. Es heißt, das Gehirn verbrauche täglich 20 Prozent der Körperenergie und das Meiste davon für die grundlegende Aufrechterhaltung des Funktionierens seiner Neuronen. Das Gehirn selbst produziert keine Glukose, deshalb ist es darauf angewiesen, dass das Blut die Neuronen mit Sauerstoff und Glukose versorgt; die Neuronen, das sind die Nervenzellen im Gehirn, die Sie gesund erhalten sollten. Der Sauerstoff ist notwendig, um Glukose zu verbrennen; dadurch liefert er die Energie für die Proteinsynthese, die das Gehirn zum Funktionieren braucht. Wenn Sie also eine begrenzte Zeit in einer Haltung mit dem Kopf nach unten verbringen, dann bleibt Ihr Gehirn anpassungsfähig, es bildet neue Zellen und Verbindungen und bleibt jung.

Die Durchblutung des Kopfes können Sie auch verbessern, indem Sie intensiv Sport treiben, sodass das Herz mehr Blut in den Kopf pumpt. Ist Ihnen schon einmal aufgefallen, dass Kinder relativ viel Zeit mit ihrem Kopf nach unten verbringen und dabei durch ihre Beine schauen? Probieren Sie es selbst.

**Anleitung:**
Schlafen Sie mit nur *einem* Kissen oder ganz *ohne* Kopfkissen. Das Nächstbeste ist, die Turnübung „Kerze" zu machen, sich also in den Schulterstand zu begeben: Legen Sie sich dazu auf den Rücken, die Beine in die Luft und drücken Sie dann mit Unterstützung Ihrer Hände, des oberen Rückens und der Schultern Ihre Hüften nach oben. Oder: Lassen Sie sich mal vom Barren oder von einer Reckstange kopfüber nach unten hängen.

Ich erinnere mich: Als Kind ließ ich mich mit meinen Freunden seitlich aus dem Bett oder vom Sofa baumeln und wir spielten in dieser Haltung ein Brettspiel oder wir lasen ein Buch. Das fühlte sich so gut an. Warum haben wir damit eigentlich aufgehört?

> *Achtung:* Falls Sie ein Glaukom oder hohen Blutdruck haben, konsultieren Sie bitte vorher Ihren Arzt.

### Schaukeln und Schaukelstühle (\* bis \*\*\*\*)
*Gleichgewicht / Spaß (1–4 cal/min)*

Sie sind nie zu alt zum Spielen – warum gehen Sie also nicht in den Park und schaukeln ein wenig? Entdecken Sie die Faszination neu! Wie hoch kommen Sie? Das ist ein wunderbarer Beschleunigungsreiz für Ihr Innenohr und Ihr Gleichgewicht. Sind Sie Eltern von Schulkindern, so könnten Sie sich doch beispielsweise nach der Schule (oder nach dem Kindergarten) mit anderen Eltern und Kindern auf einem Spielplatz treffen – und schaukeln. Und falls niemand mitkommt, haben Sie die Schaukel für sich alleine.

Selbst wenn Sie nur in einem Schaukelstuhl schaukeln, erleben Sie – natürlich nicht so ausgeprägt – den Nutzen der Schwerkraft für den Mechanismus im Innenohr, mit dessen Hilfe wir unser Gleichgewicht halten und uns in unserer Umgebung orientieren. Ich frage mich, ob Babys deshalb so gern geschaukelt werden – um ihr Innenohr anzuregen?

## Was Sie sonst noch tun können

### Tanzen: Swing (*****)
*Ausdauer / Gleichgewicht / Beinmuskulatur / Blutdruck (270–300 cal/h)*
   Wie könnte man sich vergnüglicher fit halten als mit Tanzen?! Falls Sie seit Jahren nicht mehr getanzt haben, schalten Sie zu Hause in Ihrem Wohnzimmer eine Musik ein und schauen Sie, wie Sie drei oder vier Stücke durchhalten – besonders bei schwungvoller Musik wie Swing, Salsa oder Polka. Gesellschaftstanz mag zwar geruhsam aussehen, doch wenn gut getanzt wird, ist er überraschend anspruchsvoll.

### Tanzen: Volkstanz (*****)
*Ausdauer / Kontrolle der Harnblase (270–300 cal/h)*
   Eine Freundin erzählte mir von einem lebhaften Tanz, den sie in einem Kurs für Volkstänze aus dem Balkan gelernt hatte: Bei jedem kleinen, schnellen Schritt lassen Sie Ihren Oberkörper im Rhythmus dazu mithüpfen. Wenn Sie es richtig machen, spüren Sie den Auf-und-ab-Schwung in Ihrem Brustkorb und oberen Rücken. Dieser Tanz hilft vorteilhafterweise zusätzlich noch enorm bei einem anderen Thema, das häufig der Schwerkraft zum Opfer fällt – der Blasenstärke. Die Zeitschrift *SELF* berichtete im Januar 2009 von einem *JAMA*-Bericht, wonach ungefähr 10 Prozent der Menschen im Alter zwischen 20 und 39 unter Inkontinenz aufgrund einer Beckenbodenstörung leiden; dabei werden die Beckenmuskeln aufgrund einer Gewichtszunahme oder einer Geburt schwächer. Andere Formen des Volkstanzes, wie der irische Stepptanz, bieten ähnliche Vorteile.

### Ein Musikinstrument spielen oder dirigieren (** bis *****)
*Ausdauer / Kräftigung der Oberkörpermuskulatur (240–300 cal/h – Zählen Sie 120 weitere Kalorien hinzu, die Sie verbrennen, wenn Sie im Stehen dirigieren, also 400 cal/h)*
   Wie viel Sie profitieren, das hängt von dem Instrument ab, das Sie spielen, und davon, wie viel Energie und Übungsstunden Sie Ihrem Instrument widmen. Spitzenmusiker werden oft recht alt und treten auch im Alter noch auf – denken Sie an Heifetz, Rubinstein oder Rostropowitsch. Viele *dirigieren* zusätzlich, was körperlich sehr anstrengend

ist. Sie brauchen nur Zubin Mehta oder Lorin Maazel zuzuschauen, um die hohe Konzentration und die enorme Anstrengung schätzen zu lernen. Falls Sie kein Instrument spielen, wie wäre es, eines zu erlernen? Oder stehen Sie auf und dirigieren Sie, so gut Sie können, während Sie im Fernsehen einen Maestro ein berühmtes Orchester dirigieren sehen.

**Falls Sie Sport treiben: Weiter so!** (\* bis \*\*\*)
*Koordination zwischen Auge und Hand / Muskeln / Knochen / Ausdauer*
Sportliches Training ist zwar nicht das primäre Mittel, die gesundheitsfördernden Wirkungen der Schwerkraft zu nutzen, aber Sie sollten es nicht aufgeben. Sie können praktisch jeden Sport zur Gewohnheit werden lassen und dabei hervorragend die Koordination zwischen Hand und Auge sowie das Gleichgewicht trainieren. Bei den meisten Sportarten bewegt man Arme, Beine und Hüften und verbessert die Ausdauer. Eine Sportart richtig auszuüben, bedeutet auch, zu lernen, sich die Schwerkraft zunutze zu machen. Für die korrekte Pendelbewegung bei einem Golf- oder Tennisschlag müssen Sie Ihren Arm der Schwerkraft folgen lassen. Tischtennis oder Billard verbessern die Koordination zwischen Auge und Hand. Beim Bergsteigen oder Bergwandern bewegen Sie Ihr Körpergewicht eine Steigung hinauf und arbeiten dabei gegen die Erdanziehung an.

Sport fördert auch Ihre aerobe Fitness, je nachdem, wie sehr Sie sich anstrengen; Sie verbessern also Ihre Ausdauer und Ihr Durchhaltevermögen. Wie kräftig Ihr Herz schlägt, wie stark Ihre Herzfrequenz ansteigt und wie lange Sie diesen Wert beibehalten können, das sind lauter Messwerte dafür, wie viel Sauerstoff Sie aufnehmen – Ihre aerobe Anstrengung. Sie können schlendern oder zügig gehen, Sie können auf dem Fahrrad eine gemächliche Tour machen oder stärker in die Pedale treten, Sie können Bahnen schwimmen, am Rudergerät trainieren oder Kajak fahren, Sie können seilspringen, Ski fahren, Schlittschuh laufen, Badminton oder Volleyball spielen oder tanzen … Wenn Ihre Herzfrequenz ansteigt, ist das eine aerobe Tätigkeit, und wenn Sie dabei bleiben, entwickeln Sie Ausdauer und Durchhaltevermögen. Sind Sie erst fitter, so steigt Ihre Herzfrequenz bei der gleichen Anstrengung nicht mehr so stark an und Sie halten die Anstrengung länger durch. Das zeigt den Grad Ihrer kardiovaskulären Fitness an, allerdings nicht unbedingt Ihre Kraft.

| Beliebte Sportarten und ihr Nutzen im Hinblick auf die Schwerkraft | |
|---|---|
| Sport | Gesundheitlicher Nutzen |
| Tennis, Badminton, Squash | Gleichgewicht, Koordination, Kraft, Ausdauer |
| Tischtennis, Poolbillard | Koordination zwischen Auge und Hand, Ausdauer |
| Rudern, Kajak fahren | Ausdauer, Kraft, Gleichgewicht |
| Skateboard, Snowboard fahren, Surfen, Eis laufen, Ski fahren | Beschleunigung, Gleichgewicht und Koordination, Kraft, Ausdauer |
| Gehen, (Berg-) Wandern, Bergsteigen | Auftrittstärke, Beschleunigung, Ausdauer, Kraft |
| Rad fahren | Beschleunigung, Gleichgewicht und Koordination, Ausdauer |
| Hopsen, hüpfen, „Himmel und Hölle", seilspringen, springen, Trampolinspringen | Schwerkraftinduzierte Belastung, Auftrittstärke, Gleichgewicht und Koordination, Ausdauer |
| Schwimmen, tauchen | Ausdauer, Koordination, Kraft – sanft zu den Gelenken |
| Purzelbäume, Kopfstand, Handstand, Rad schlagen, Barren, Rutschbahn, Wippe | Gleichgewicht und Koordination, Beschleunigung, Durchblutung des Kopfes, Beweglichkeit. Erinnern Sie sich, wie Sie das alles in der Schulzeit gemacht haben? Diese Übungen *empfehle* ich nicht, aber wenn Sie noch fit genug sind, können Sie sie auf eigene Verantwortung ausprobieren. Aber aufgepasst, dass Sie sich nicht verletzen! |

Für das Schwimmen ist noch ein anderer Hinweis notwendig: Da ich in meiner Jugend Wettkampfschwimmerin war, gebe ich meine Vorliebe dafür zu, aber Schwimmen ist eine der schonendsten und gleichzeitig wirkungsvollsten Sportarten, die Sie betreiben können. Indem es den Körper entlastet, schont es Ihre Gelenke vor Verletzungen. Doch um das Maximum aus dem Schwimmen herauszuholen, müssen Sie es als Sport betreiben – Bahnen schwimmen, dem Wasser bei jedem Schwimmzug Widerstand leisten oder gegen die Kraft des Wassers angehen, um Ihre Muskeln zu kräftigen und aerobe Fitness zu entwickeln. Bedauerlicherweise gibt es da die irrige Annahme, dass wir schon davon profitieren, wenn wir nur im Wasser sitzen. Das Gegenteil trifft zu, denn das ist so ähnlich wie der Aufenthalt in der Schwerelosigkeit des Weltraums.

Am Ende eines Vortrags meldete sich einmal ein 45-jähriger Mann, der schon Meisterschaften im Seilspringen gewonnen hatte, aber er hatte nie daran gedacht, das Seilspringen wieder aufzunehmen. Er verließ den Vortrag mit dem Entschluss, den Spaß dabei neu zu entdecken. Vielleicht können (oder wollen) Sie ja nicht mehr „Himmel und Hölle" spielen, aber Sie sollten zumindest probieren, auf *einem* Bein zu stehen. Falls Sie einen kleinen Hopser machen können, umso besser. Wenn Sie einen Hopser schaffen, bleiben Sie dran, vielleicht schaffen Sie schon bald einen *Sprung*. Probieren Sie auch mal wieder den „Hampelmann", falls Ihre Gelenke das zulassen. Beginnen Sie mit wenigen Sprüngen und steigern Sie allmählich Ihre Ausdauer – singen und lächeln Sie dabei! Falls Sie Tennis spielen, ist der Hampelmann ein Muss, um Ihre Füße in Bewegung zu bringen.

> *Tipp:* Gestalten Sie Ihren Sport vergnüglich. Wenn Sie zu Hause beispielsweise ein Rudergerät haben, dann kombinieren Sie das Rudertraining mit Ihrem bevorzugten Reiseziel. Besorgen Sie sich eine Landkarte und verfolgen Sie Ihren Fortschritt anhand der vom Gerät angezeigten geruderten Kilometer. In Nullkommanichts werden Sie die Fidschi-Inseln erreichen!

Lernen Sie Fahrrad fahren, falls Sie es – wie ich – als Kind noch nicht gelernt haben. Touren Sie durch Ihre Nachbarschaft oder fahren Sie jeden Tag mit dem Rad zur Arbeit – Sie werden staunen, wie viel *mehr* von der Gegend, den Häusern, Gärten und Briefkästen Sie von Ihrem Fahrrad aus wahrnehmen, als wenn Sie im Auto vorbeifahren.

## Selbst Einkaufen bringt Sie in Kontakt mit der Schwerkraft (** )
*(130–160 cal/h)*
Wenn Sie in Läden umherlaufen, statt vor dem Computer zu sitzen, profitieren Sie vom Gehen und davon, dass Sie nach den Produkten in den Regalen greifen und Packungen tragen.

> *Ein Tipp zum Abschluss:* Entwickeln Sie Ihre eigene Liste von Bewegungsgewohnheiten. Entdecken Sie wieder die Freude daran, etwas für sich selbst und für andere zu tun. Es geht nicht darum, damit anzugeben, sondern darum, die Freude am Spielen und Aktivsein wiederzuentdecken. Wie wäre es, einen Drachen steigen zu lassen?

*

Tun Sie den ganzen Tag über etwas von dieser Art, und das *jeden* Tag. Glauben Sie nicht, dass Sie, weil Sie an drei Tagen in der Woche *sportlich trainiert* haben, damit schon Ihr tägliches Pensum Schwerkraftnutzung erfüllt hätten! Machen Sie es sich beim Fernsehen zum Prinzip, während der Werbepausen aktiv zu werden. Stehen Sie einige Male konzentriert auf, beugen Sie sich (mit gestreckten Knien) nach vorn hinunter und fassen Sie an Ihre Zehen – Ihr Gehirn wird es Ihnen danken; und achten Sie darauf, sich *langsam* wieder hinzusetzen, um die Muskeln und Knochen in Ihren Beinen zu kräftigen.

*Werden Sie wieder Kind!* Oh doch, das können Sie. Bringen Sie das Kind in sich zum Vorschein: Entdecken Sie Ihre Spielfreude wieder, das Gefühl, dass Ihr Körper stärker wird und Ihnen vor Stolz und Zufriedenheit die Brust schwillt, weil Sie diesen ersten selbstständigen Schritt gemacht haben. Warum nicht? Was hindert Sie daran? Haben Sie Angst, sich lächerlich zu machen? Na und? Erinnern Sie sich daran, wie Sie das Skifahren lernten? Oder wie wäre es mit Fahrradfahren? Ich selbst habe das mit 60 zum ersten Mal probiert: Das eröffnete mir eine ganz neue Erfahrung und war sehr gut für mein Gleichgewicht.

Aktivitäten von hoher Frequenz und geringer Intensität, die Sie den ganzen Tag über gewohnheitsmäßig ausführen und bei denen Sie immer wieder neu beginnen und aufhören, sie sind der Weg zur Gesundheit. Dabei nutzen Sie die Schwerkraft am intensivsten und aufgrund ihrer Natur umfassen diese Tätigkeiten unzählige und vielfältige Bewegungen, von denen Ihr ganzer Körper profitiert. Sie werden auch schlanker werden. Zählen Sie einfach zusammen, wie viele Kalorien Sie im Laufe des Tages bei all diesen Betätigungen verbrennen. Sie werden feststellen, dass das mehr sind, als Sie gegebenenfalls während Ihres sportlichen Trainings verbrennen können. Selbst während des Sitzens oder Schlafens können Sie bis zu 60 oder 100 cal/h verbrennen. Wegen ihrer relativ geringen Intensität und weil sie über den Tag verteilt durchgeführt werden, eignen sich diese Bewegungen als lebenslange Gewohnheiten. Und sie lassen sich leicht beibehalten, weil sie zu einer mühelosen Lebensweise beitragen.

Kapitel 5

# Der Stellenwert von Alltagsaktivitäten, sportlichem Training und Schwerkraft-Geräten

Bei der Suche nach Methoden, die Gesundheit und Fitness steigern, hat man besonders viel Wert auf ein intensives Training gelegt, das in relativ kurzer Zeit zu absolvieren ist und hauptsächlich die Ausdauer und in geringerem Maß die Kraft verbessern soll. Doch machen wir uns nichts vor: Die meisten von uns trainieren nicht für den Spitzensport. Zwar ist die Anzahl der Menschen, die wettkampfmäßig Marathon laufen, in den letzten Jahrzehnten gestiegen, doch diese sind von ihrer Zahl her immer noch ein Tropfen auf dem heißen Stein. Auch sie können (oder sollten) das Training auf diesem Niveau nicht für den Rest des Lebens beibehalten, nicht zuletzt wegen der Verletzungsgefahr und um den Knochenabbau nicht zu verschlimmern.

Die These, dieses Rezept für Ausdauertraining reiche aus und ersetze das, was unsere Vorfahren den ganzen Tag über gemacht haben, hat sich als irrig erwiesen. Gerry Reaven von der *Stanford University* kam 2001 zu dem Schluss, die Bedeutung *gewohnheitsmäßiger* körperlicher Betätigung im Unterschied zum herkömmlichen Sport solle nicht länger bagatellisiert werden.[1]

Bislang habe ich zumeist über die Vorteile nicht sportlich geprägter Aktivitäten vom Typ NEAT gesprochen, die den Körper stärken und den Stoffwechsel mithilfe der Schwerkraft anregen. Doch wie passt das zu den zahlreichen Trainingsarten, die um unsere Zeit und Aufmerksamkeit wetteifern: aerob oder anaerob, isotonisch wie beim Gewichtheben und isometrisch, wo Muskeln angespannt werden, indem man sie gegeneinander oder gegen einen festen Gegenstand drückt? Diese

Trainingsarten scheinen alle wichtig zu sein. Falls Sie sich für eine davon entscheiden müssten, welche würden Sie wählen? Dann geht es noch um die Dauer. Früher galten 30 Minuten am Tag als das Ideal, doch wir hören inzwischen, nur 10 Minuten täglich könnten auch genügen. „Genügen" wofür? Diese Fitnessansätze scheinen alle wichtig zu sein und sie wirken auf unterschiedliche Art und Weise auf die verschiedenen Körpersysteme ein.

Doch wenn Sie gerüstet sein wollen für die wirklichen Herausforderungen im Leben – etwa ohne Hilfe von der Couch hochkommen; auf einer Leiter stehen, um einen Baum zu schneiden; die Treppen im Hotel hinunterzurennen, wenn mitten in der Nacht der Feueralarm losgeht; Ihr Handgepäck im Flugzeug in die Gepäckablage über dem Sitz heben –, dann ist das Trainieren an Geräten vielleicht nicht die richtige Vorgehensweise. Dazu schreiben Frank Landy und Jeffrey Conte in ihrem Buch *Work in the 21st Century*[2] Folgendes: „Stellen Sie sich einen Fitnesstrainer vor, der mithilfe von Fitnessgeräten einzelne Muskeln isoliert bewegt, im Gegensatz zu einem Trainer, der lieber mit freien Gewichten arbeitet. Der erste trainiert kontrollierte Bewegungsabläufe, der zweite hingegen nicht. Der Trainer mit den freien Gewichten weiß, dass Sie im Alltag nicht isolierte Muskelgruppen einsetzen können. Wenn eine schwere Kiste, die Sie tragen, verrutscht, dann müssen Sie das mit den Bauch- und Rückenmuskeln sowie mit den Beinen ausgleichen.

> *An den herkömmlichen strukturierten sportlichen Übungen ist nichts verkehrt, solange Sie sie* zusätzlich *zu Ihren neuen alltäglichen Übungsgewohnheiten praktizieren.* Wenn Sie das Bedürfnis haben, ins Fitnessstudio zu gehen, dann tun Sie das, aber nur als *Ergänzung* zu Ihrem täglichen Bewegungsprogramm. Auf diese Weise können Sie, falls Sie aus irgendwelchen Gründen mit dem Training aufhören, Ihre Grundfitness immer noch mit Ihren *Alltagsaktivitäten* erhalten

## Die Gesundheits- und Fitnesspyramide

Die Beziehung zwischen den *nicht* sportbezogenen Übungsgewohnheiten einerseits und dem sportlichen Training andererseits stelle ich mir gern wie eine Pyramide vor oder – was vielleicht attraktiver ist – wie einen Eisbecher. Die alltäglichen Bewegungsübungen sind dabei das Eis (am *unteren* Ende der Pyramide). Das können Sie nun nach Belieben garnieren und verzieren, aber ohne dieses Eis als Basis ist es kein Eisbecher. Betrachten Sie die weiteren unterschiedlichen Trainingsniveaus etwa wie Schlagsahne, Schokoladensirup und (obenauf) eine Kirsche – sie sind prima *zusätzlich* zu Ihren grundlegenden Gewohnheiten, solange Sie es damit nicht übertreiben und Ihr Basisprogramm als Fundament beibehalten.

Wie Sie aus Kapitel 4 wissen, sind es die über den ganzen Tag verteilten, nicht sportlich geprägten Aktivitäten, …

- die Ihnen für Ihren Einsatz den größtmöglichen gesundheitlichen Gewinn bringen,
- mit denen Sie am wenigsten wahrscheinlich wieder aufhören – falls Sie sich einmal nicht mehr motivieren können, falls Sie verletzt sind oder nur wenig Zeit, Energie oder Geld übrig haben, und
- die am unwahrscheinlichsten zu einer Verletzung oder anderen unerwünschten Folgen führen.

Diese Bewegungsroutinen sind überwiegend anaerob, jedoch mit einer ordentlichen Dosis eingestreuter aerober Aktivitäten versehen; sie sorgen für Beweglichkeit, Kraft, Gleichgewicht, Koordination und Stoffwechselenergie, die ein gesunder Körper für normales Funktionieren braucht. Das ist die *Basis* der Pyramide (das Eis im Eisbecher). (Vgl. Abbildung Seite 110)

### Die Basis

In die Grundstufe der Pyramide habe ich Yoga aufgenommen, weil es tatsächlich eine Methode ist, die man als schwerkraftbezogene Übungsgewohnheit in den Alltag integrieren kann, wenngleich man sich darunter zunächst in einem Kurs angebotene Bodenübungen vorstellt. Yoga geht auf eine altehrwürdige Hindu-Praktik zurück, die Geist, Körper und Seele verbindet, und basiert auf einem System von Dehnungen,

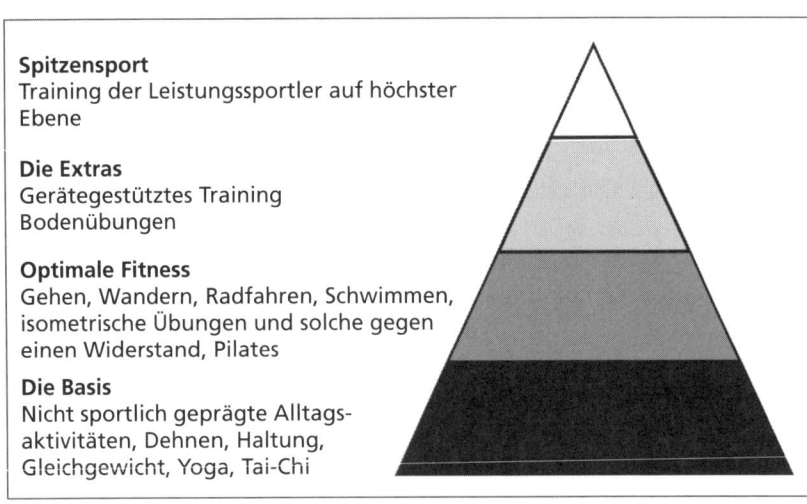

Die Gesundheits- und Fitnesspyramide

Körperhaltungen und Atemübungen. Viele davon sind abgeleitet von der Beobachtung von Kindern und Tieren – also von unseren „Schwerkraftexperten".

Wenn Sie Yoga praktizieren, entwickeln Sie eine gute, aufrechte Körperhaltung, in der der Körper, aufrecht auf den Füßen ruhend, der Schwerkraft Widerstand leisten kann, wobei sich die Wirbel der Wirbelsäule in einer Linie übereinander ausrichten und den 7 Kilo schweren Kopf halten, als würde dieser entgegen der Schwerkraft geradewegs nach oben gezogen. Die Füße sind wichtig, weil so viele von uns in der entwickelten Welt die Füße Tag für Tag in unbequeme Schuhe zwängen.

Yoga ist die einzige Bewegungsdisziplin, die mit vielfältigen Kopfnach-unten-Haltungen den Blutfluss zum Kopf fördert. Dazu gehört das einfache, passive Liegen auf dem Rücken, während die Beine an der Wand lehnen, oder die fortgeschrittene Übung des Kopfstands, den wir mit dem traditionellen Yoga assoziieren. Es hat seinen Grund, dass diese Haltungen als erholsam bezeichnet werden. Unabhängig von dem Niveau, auf dem wir Yoga betreiben, ermöglichen sie es, uns vollständig zu entspannen und ein unglaubliches Gefühl der Ruhe zu empfinden.

Yoga ist die Disziplin, die die Schwerkraft am umfassendsten dazu nutzt, Impulse in alle Teile des Körpers zu geben. Es ist thermogenetisch, wie die NEAT-Aktivitäten, und erzeugt Energie. Je besser Sie die Bewegungen korrekt ausführen können, desto mehr profitieren Sie davon. Allerdings liegen keine Schätzungen zum Kalorienverbrauch vor. Bei Dehnungsbewegungen verbrennen Sie bis zu 180 cal/h. Viele Yogabewegungen (wie der Sonnengruß) sind aerobe Aktivitäten, die die Ausdauer verbessern, wie die erhöhte Herzfrequenz beweist; bei solchen Übungen verbrennt man bis zu 300 cal/h.

Die meisten Bewegungen im Yoga sind isometrisch oder sie erhöhen die Beweglichkeit, indem man in einer leichten Dehnung verweilt. Das ist entscheidend, denn der *erste Schritt* in der präventiven Gesundheitspflege besteht darin, die Beweglichkeit zu erhalten oder zu verbessern. Warum ist Beweglichkeit so wichtig? Weil eingeschränkte Beweglichkeit das erste Anzeichen von Inaktivität oder Alterung ist. Falls Sie im Stehen bei durchgestreckten Knien Ihre Zehen nicht mehr berühren können, dann sollten Sie daran „arbeiten". Glücklicherweise kann Yoga die Beweglichkeit schmerzfrei wiederherstellen.

Im Yoga wird die Schwerkraft auch zur Entspannung eingesetzt. Das wird zwar nicht als Übung betrachtet, doch ein grundlegender Aspekt des Yoga besteht darin, alle Aktivitäten effizient und effektiv auszuführen. Bei unserer *natürlichen* Entspannung – dem Schlaf, ob nachts oder tagsüber bei einem Nickerchen – gestatten wir unserem Körper, sich völlig der Schwerkraft hinzugeben. Allerdings geschieht das häufig gar nicht, weil wir Reststress und Muskelanspannung sogar mit in den Schlaf nehmen, was den Schlaf beeinträchtigt.

Entspannung ist mittlerweile in alle Yogakurse aufgenommen worden, wenn auch nicht immer erklärt wird, wie man sie am besten erreicht: Sich hingebungsvoll von Kopf bis Fuß der Schwerkraft zu überlassen, mit dem Gefühl, dass das gesamte Körpergewicht zum Erdmittelpunkt gezogen wird, das ist der einzige Weg zu vollkommener und erholsamer Entspannung. Dafür sollten wir dem Yoga dankbar sein. Entspannung ist für gute Gesundheit und optimale Leistungsfähigkeit der Muskeln und anderer Organe ebenso wichtig wie Aktivität.

Das *Gleichgewicht* ist ein weiteres wesentliches Element des Gesundbleibens. In die Grundstufe der Pyramide habe ich daher auch die altehrwürdige Kunst des Tai-Chi-Chuan (allgemein als Tai-Chi bezeichnet) aufgenommen, das bis heute in vielen Ländern praktiziert wird, in denen die Chinesen kulturell Spuren hinterlassen haben. Am frühen Morgen sieht man in Parks von Hongkong bis in die Straßen von San Francisco Menschen, die Tai-Chi praktizieren. Tai-Chi zeichnet sich aus durch eine Reihe sehr langsamer, fließender Bewegungen, die einem Ballett ähneln, sehr bewusst ausgeführt werden und Konzentration und ein gutes Gleichgewicht erfordern. Wahrscheinlich wirkt Tai-Chi hauptsächlich auf die Stabilisatoren im Körper, die, wie in den Kapiteln 3 und 4 beschrieben, kontinuierlich auf niedrigem Niveau arbeiten, um den Körper gegen die Schwerkraft aufrecht zu halten, und somit das Gleichgewicht bewahren.

Untersuchungen, die das Gleichgewicht beim Stehen auf einem Bein testeten, stellten fest, dass Menschen zwischen 60 und 85 Jahren, die Tai-Chi praktizierten, besser abschnitten als solche, die nicht übten. Insbesondere hatten sie nur halb so viele Sturzunfälle im Vergleich zu einer Gruppe, die regelmäßig Sport trieb. Inzwischen wird Tai-Chi eingesetzt zur Verbesserung des körperlichen Gleichgewichts und in der Reha von Schlaganfallpatienten.

## Optimale Fitness

Die zweite Stufe der Pyramide – die Schlagsahne auf dem Eis – führt Sie zur *optimalen* Gesundheit und Fitness, auch dies innerhalb Ihres Alltags. Hier habe ich aerobe Aktivitäten aufgenommen wie Gehen, Radfahren oder Schwimmen, die alle die Ausdauer verbessern.

### *Eine Technik für vollkommene Entspannung*

Legen Sie sich auf den Rücken und schließen Sie Ihre Augen. Lockern Sie sich zunächst und lassen Sie los, so tief Sie können. Beginnen Sie nun bei Ihren Zehen und Füßen: Spannen Sie sie an, so fest Sie können, und lassen Sie die Spannung dann los. Denken Sie daran, wie die Schwerkraft Ihre Füße nach unten zieht. Spüren Sie das Gewicht Ihrer Fersen in den Boden sinken.

Bleiben Sie bei diesem Gefühl und gehen Sie langsam weiter zu Ihren Waden; wiederholen Sie diese Abfolge, spüren Sie ihr Gewicht und geben Sie dann der Schwerkraft nach, die Sie nach unten zieht und drückt.

Gehen Sie weiter zu Ihren Hüften und Ihrem unteren Rücken und spüren Sie, wie Ihr Bauch nach unten gezogen wird. Gehen Sie weiter hinauf, spüren Sie, wie das Gewicht Ihres Brustkorbs und Ihrer Schultern in den Boden sinkt. Spüren Sie die Verspannungen in Schultern und Nacken und lassen Sie sie los und sich auflösen.

Gehen Sie weiter zu Ihrem Kopf. Lassen Sie seine 7 Kilogramm los. Spüren Sie, wie Ihre Kopfhaut und Ihre Haare nach unten gleiten. Ziehen Sie alle Ihre Gesichtsmuskeln zusammen und lassen Sie dann los. Lassen Sie Ihren Unterkiefer und Ihre Wangen, Ihre Zunge, Ihre Augen und Ihre Stirn nach unten gleiten. Lassen Sie die Schwerkraft all Ihre Gedanken auf dieser Schiefertafel löschen. Alles kann warten. Nichts ist in diesem Moment wichtiger.

Jetzt sind Sie vollkommen entspannt. Genießen Sie diesen Moment eine Weile. Kümmern Sie sich nicht einmal um Ihren Atem. Der geschieht von allein.

Ich glaube, ich habe mich nie vorher so vollkommen entspannt, bis ich „zufällig" auf den Gedanken stieß, *dass die Schwerkraft mich nach unten zieht, während ich auf dem Fußboden liege.* Die übliche Aufforderung, „in den Boden zu sinken" oder mich zu entspannen, hat bei mir nie so gewirkt. Es stellte sich heraus, dass bei mir manche Körperteile, etwa meine Augen, der Kiefer, die Kopfhaut und die Haut, erst dann vollkommen loslassen, wenn ich „Schwerkraft" denke. Sie fragen vielleicht, was das mit Kraft und Gesundheit zu tun habe. Die Erholung von einer Anstrengung gegen die Wirkung der Schwerkraft ist ein sehr wichtiger Faktor, damit die Aktivität wirkt.

Wenn Sie etwa in die Hocke gehen, um etwas aufzuheben, wenn Sie einen Tennisball länger zusammendrücken, während einer langweiligen Sitzung die Muskeln in Ihren Oberschenkeln oder Armen anspannen oder beim Warten an einer Verkehrsampel Ihre Bauchmuskeln einziehen, kann das Bein-, Hand-, Arm- und Bauchmuskeln ebenfalls straffen. Jede Aktivität, bei der Sie Ihr Körpergewicht anheben, nach oben drücken oder nach oben ziehen – wie beim Aufstehen, Klettern, Bergwandern oder In-die-Hocke-Gehen –, erhöht sowohl Ihre Ausdauer als auch Ihre Kraft.

Schätzungsweise mindestens 60 Prozent unserer Skelettmuskulatur hat die Aufgabe, der Schwerkraft entgegenzuwirken.[3] Bei der besten Übung im Krafttraining halten und stützen Sie Ihr eigenes Körpergewicht oder heben es an und arbeiten so gegen die Erdanziehung. Wie sich Muskeln kontrahieren, so tun das auch Bänder und Sehnen, die wiederum an den Knochen ziehen und so das Knochenwachstum anregen. Nervenenden in den Füßen und Beinen, im Gesäß und der Wirbelsäule teilen dem Gehirn mit, wo sich der Körper und die Körperteile im Moment befinden, und trainieren den Orientierungssinn. Je nachdem, wohin Sie sich ausrichten, fließt das Blut vermehrt in die Füße oder Hände oder in den Kopf, und das trainiert Herz und Blutgefäße, den Darm und die Harnblase, die ebenfalls Muskeln sind.

### *Die Partnerschaft von Muskeln und Knochen*

Die Knochen brauchen die Belastung durch das Körpergewicht, um dichter zu werden, aber die Muskeln teilen den Knochen mit, wo der neue Knochen wachsen soll. Astronauten, die nach Monaten im All zur Erde zurückkommen, haben sowohl Muskeln wie auch Knochen abgebaut. Auf der Erde bauen sich die Muskeln schneller wieder auf als die Knochen. Das kann zu einem Problem werden, weil stärkere Muskeln jetzt an dünneren Knochen ziehen und Knochenbrüche verursachen können. Die Raumfahrer bemühen sich eifrig, ihre starken Muskeln und ihr früheres Fitnessniveau wiederzuerlangen, doch die Reha-Ärzte dämpfen ihren Optimismus, damit die Knochen Gelegenheit haben, sich wieder normal aufzubauen.

Falls Sie viele Jahre lang keinen Sport getrieben haben und sich dann entschließen, wieder damit anzufangen, dann sind Sie anfangs vielleicht auch anfällig für Knochenbrüche – obwohl das Training Ihre Knochen *langfristig* schützt. Eine schwedische Studie beobachtete Männer 35 Jahre lang. Zu Beginn der Untersuchung waren die Männer zwischen 49 und 51 Jahre alt. Etwa ein Viertel von ihnen erlitt irgendwann eine Hüftfraktur. Was nicht weiter überrascht: Die Männer, die insgesamt die aktivsten waren, hatten die wenigsten Brüche.

Wenn wir älter werden, büßen wir Muskelmasse ein. Konkret: Im Laufe von zehn Erwachsenenjahren verlieren Männer ungefähr 3 und Frauen etwa 2 Kilogramm Muskelmasse. Das Abnehmen der Muskelmasse verlangsamt den Stoffwechsel. Das oben beschriebene Krafttraining kehrt diesen Muskelverlust erwiesenermaßen um und bietet zahlreiche Vorteile: weniger Insulinresistenz, weniger Arthritisschmerzen, niedrigeren Ruheblutdruck und mehr. Es verbessert sogar das Gedächtnis, weil das Gehirn besser durchblutet wird (allerdings nicht ganz so gut wie bei Übungen, bei denen der Kopf eine abwärts gerichtete Haltung einnimmt). Gewichtstraining funktioniert nicht ohne die Schwerkraft, das Gewicht ist also entscheidend dafür, dass es wirkt. Krafttraining kann ebenso gut sein wie Gewichtstraining, aber es funktioniert über einen Widerstand. Da Astronauten im All praktisch schwerelos sind, arbeiten ihre Trainingsgeräte mit einem Widerstand. Doch selbst das Widerstandstraining schützt Astronauten im Weltraum nicht vollständig – ebenso wenig wie die freiwilligen Versuchsteilnehmer, die kontinuierlich im Bett liegen. Die Schwerkraft hat mehr zu bieten als nur Gewicht.

Eine andere Form des Krafttrainings beruht auf einer Methode, die nach ihrem Erfinder benannt wurde: Joseph Pilates (1880–1967) war als Deutscher während des Ersten Weltkriegs in England interniert; dort setzte er seine eigene Version der Yogatechniken bei verwundeten Soldaten ein, die im Bett lagen. Er wollte ihnen beibringen, ihre Rumpfmuskulatur zu trainieren, damit sie in Form blieben. Viele dieser Männer konnten nicht aufstehen und ihr Körpergewicht nutzen, ebenso wenig konnten sie Gewichte heben, aber sie konnten ihre Rumpfmuskeln anspannen. Bei diesem Trainingsplan arbeiteten sie zwar nicht gegen die

Schwerkraft an, aber sie konnten damit ihre Körperhaltung und Muskelstärke verbessern, als sie wieder aufstehen konnten.

Starke Bauchmuskeln sind entscheidend für einen gesunden Rücken. Der große untere Bauchmuskel, der querverlaufende Bauchmuskel (*Musculus transversus abdominis*), der über den Unterbauch zum Rücken verläuft, stützt die Wirbelsäule, doch dieser Muskel lässt sich nur schwer fit halten. Wenn er schlaff wird, weil sich Fett im Bauch ansammelt, zieht er die Wirbelsäule nach vorn oder zur Seite – eine Hauptursache für Rückenschmerzen. Dieser Bauchmuskel zieht sich zusammen, wenn Sie herzlich lachen, unter einer leichten Verstopfung leiden, niesen, intensiv ausatmen oder ausgiebig grunzen (wie die bekannte Tennisspielerin Maria Scharapowa es zu tun pflegte). Dieser Muskel trägt auch erheblich zu Ihrem sexuellen Lustempfinden bei – oder eben nicht. Am besten trainieren Sie diesen Muskel, indem Sie lernen, die Bauchmuskeln mit heranzuziehen und im Tagesverlauf so stark wie möglich in Anspannung zu halten. Dadurch kräftigen Sie sie und erhalten sich Ihre gute Körperhaltung.

> *Tipp:* Achten Sie bei allem Krafttraining ganz besonders auf die korrekte Ausführung: Spannen Sie alle Muskeln an, halten Sie die Spannung möglichst lange und gönnen Sie sich dann eine Erholung. Und atmen Sie dabei ganz normal!

Muskeln, die die Schulterblätter und die obere Wirbelsäule stützen, werden durch eine zusammengesunkene Haltung überdehnt. Sie lassen sich auf die gleiche Art und Weise kontrahieren und fit halten. Verbinden Sie diese Kontraktionen mit ein paar kräftigen Pilates-Ausatmungen – laut und vernehmbar –, wobei Sie Ihre Lungen so intensiv wie möglich entleeren. So trainieren Sie auch die Bauchmuskeln, an die man nur schwer herankommt. Ich persönlich mache das, wenn ich an einer Ampel warten muss!

Das Halten der Anspannung und der Kontraktion kann man auch mit isometrischen Übungen trainieren. Hierbei kräftigt man die Muskeln mithilfe von Gummibändern, indem man die Hände gegeneinander drückt oder sie auseinanderzieht oder gegen einen festen Gegenstand drückt. Ihre Muskeln kontrahieren sich, wenn Sie ein Gewicht heben, aber sie kontrahieren sich auch dann, wenn Sie sich lediglich *vorstellen*, ein Gewicht zu heben oder gegen einen festen Gegenstand zu drücken, während Sie in Wirklichkeit stillhalten.

Der Geist ist ein machtvolles Werkzeug. Sie können Ihre Muskeln tatsächlich kräftigen, indem Sie nur visualisieren und *wollen*, dass sie sich kontrahieren. Ein ähnliches Ergebnis wie beim Gewichtheben selbst erzielen Sie auch dann, wenn Sie nur willentlich diejenigen Muskeln anspannen, die sich kontrahieren müssten, wenn Sie das Gewicht *tatsächlich* heben würden. Der Vorteil solcher Übungen: Sie können sie immer und überall machen. Der Nutzen hängt davon ab, wie sehr Sie sich anstrengen und wie lange Sie die Anspannung halten. Wie Sie feststellen werden, hilft es enorm, wenn Sie während der Kontraktion ausatmen.

Eine dieser nützlichen Übungen heißt „Kegel". Sie ist eine der sichersten und wirksamsten Behandlungen für Harninkontinenz. Für Frauen mit Harninkontinenz ist sie schon lange bekannt, doch Männer können nach einer Prostataoperation ebenfalls davon profitieren:

Werden Sie sich beim Wasserlassen Ihrer Beckenmuskeln bewusst und spannen Sie den Analbereich an, um den Harnfluss zu unterbrechen. Drücken Sie diese Muskeln beispielsweise auf einem Langstreckenflug oder immer dann, wenn Sie im Laufe des Tages daran denken, 5 bis 10 Sekunden lang fest zusammen, ohne dabei den Atem anzuhalten, und lassen Sie die Anspannung dann langsam los. Sie können diese Muskeln auch immer wieder kurz, nur 2 Sekunden lang, anspannen. Das bekommt auch Ihrem Sexualleben gut.

Isometrische Übungen sind hervorragend, wenn Sie nicht die Zeit, den Platz oder die Ausrüstung für ein Gewichtstraining haben. Außerdem können Sie sie im Stehen oder im Sitzen praktizieren. Wenn Sie beispielsweise an einer Ampel anhalten, ist das eine wunderbare Gelegenheit, die Bauchmuskeln anzuspannen; dabei sollten Sie langsam und intensiv ausatmen. (Vorsicht: Beim Steuern des *fahrenden* Autos ist das keine so gute Idee!) Diese Übungen lassen sich auch gut beim Fernsehen durchführen. Es geht dabei darum, die jeweiligen Muskeln fest anzuspannen, die Spannung so lange wie möglich zu halten und dann vollständig loszulassen. Wie bei den Übungen im Krafttraining ist auch bei isometrischen Übungen die Erholungsphase außerordentlich wichtig.

Sehr nützlich ist es auch, den ganzen Körper anzuspannen und die Anspannung zu halten. Falls Sie einmal frieren, werden Sie sehr schnell wieder warm, wenn Sie Ihre Muskeln in dieser Weise anspannen. Deshalb werden diese Maßnahmen thermogenetisch genannt, sie erzeugen Wärme. Sie geben sehr viel Energie und lassen sich überall und ohne Hilfsmittel ausführen. Werden Sie während einer Sitzung oder während eines Gesprächs müde? Holen Sie sich damit neuen Schwung!

Wie Sie sehen, können Sie wählen zwischen vielfältigen Möglichkeiten, Ihre Muskeln zu stärken und sich im Laufe des Tages einen frischen Energieschub zu holen, praktisch überall, ohne dass Sie dafür besondere Räumlichkeiten oder Gerätschaften brauchen. Die „Optimal-Stufe" der Gesundheits- und Fitnesspyramide bietet Gesundheit und Fitness in dem Maße, dass Sie Ihr ganzes Leben lang als Erwachsener Ihren Lieblingssport genießen können (oder als Kind von den Klassenkameraden ausgewählt werden und freudig bei Mannschaftssportarten mitmachen können). Das Wichtigste aber ist, diese Fitnessstufe genügt, um sich eine hervorragende Gesundheit zu erhalten, selbst wenn Sie es manchmal etwas schleifen lassen.

### Die Extras

Alles, was über die „Optimale Fitness" hinausgeht, sind Extras – das ist sozusagen die Schokoladensoße, die Sie über die Schlagsahne träufeln. Diese Übungen zielen darauf ab, durch das Stemmen von Gewichten Muskelmasse aufzubauen; oder sie steigern die Ausdauer noch weiter, als Grundlage für Sport auf einem höheren Niveau oder für kosmetische Zwecke; dazu gehört Laufen im Freien – was nicht besonders gelenkfreundlich ist. Die „Extra-Übungen" erfordern eine Ausstattung, die man im Fitnessstudio findet oder in Kursen für Bodenturnen. Unbeaufsichtigt führen diese Aktivitäten am wahrscheinlichsten zu Verletzungen. Ausdauertraining, besonders dann, wenn es mit großem Ehrgeiz übertrieben wird, kann selbst bei jungen, fitten und gesunden Menschen ins Auge gehen.

Die strukturierten Fitnessprogramme, wie sie im Fitnessstudio praktiziert werden, basieren hauptsächlich auf aerobem und auf Krafttraining, mit ein paar eingestreuten Übungen für Gleichgewicht und Beweglichkeit. Sie stützen sich auf verschiedenartige Typen von Training und den Einsatz von Geräten, die Ihrem Körper auf vielfältige Weise nützen. Um stärker davon zu profitieren, müssen Sie die Intensität immer weiter steigern. Der Hauptvorteil eines Trainings im Fitnessstudio ist die sehr strukturierte Durchführung, wodurch besonders Menschen, die sich keinen *Personal Trainer* leisten können, leichter motiviert bleiben.

Allerdings bringt das Training im Fitnessstudio auch Nachteile mit sich. Bei einem typischen Programm kommen die meisten Muskeln Ihres Körpers zu kurz. Außerdem finden es viele Leute schwierig, die Zeit dafür aufzubringen, und empfinden es vielleicht als zu teuer oder peinlich. Und der Nutzen ist rasch wieder dahin, sobald Sie mit dem Training aufhören.

Sie könnten sich natürlich auch dafür entscheiden, privat zu Hause solche Übungen durchzuführen. Es gibt zahlreiche Videos zu Bodenübungen, ebenso Bücher und Zeitschriften mit Anleitungen und Programme im Internet, die Ihnen einen geschmeidigeren, schlankeren Körper versprechen, solange Sie damit beharrlich weitermachen. Doch genau wie bei Diäten tun das nur wenige. Wie bei den in Kapitel 4 aufgeführten täglichen, nicht sportbezogenen Aktivitäten sollten Sie auch unter diesen „Extra-Übungen" sorgfältig auswählen, welche sich für Sie am besten eignen – indem Sie sie nach dem Kriterium des gesundheitlichen Nutzens der Schwerkraft beurteilen.

Beim Krafttraining werden meistens in den Händen zu tragende freie Gewichte verwendet. Im Gegensatz zu Aktivitäten, bei denen der gesamte Körper eingesetzt wird, trainieren diese Gewichtsübungen nur spezielle Muskeln. Gestalten Sie Ihre Work-outs wohlüberlegt: Es gibt darunter ja manche Übungskombinationen, die mehr als eine Bewegung umfassen und auf mehrere Muskeln abzielen; vielleicht beinhalten sie sogar Bewegungen über den Kopf, wodurch sie „schwerkraftwirksamer" werden. Es ist sehr ratsam, diese Übungen zu Beginn nur unter Anleitung und Aufsicht durchzuführen, denn Sie könnten sich verletzen, wenn Sie mit tragbaren Gewichten falsch trainieren. Sehr wichtig ist, immer auf eine gute und stabile Körperhaltung zu achten. Denken Sie auch an die Erholungspausen nach diesen Übungen.

### *Die Gefahr, etwas Gutes zu übertreiben*

Wayne, ein Freund meines Sohnes, 42 Jahre alt und sehr gesund, fährt in den Bergen von Colorado gern Fahrrad und Mountainbike. Kürzlich fuhr er in seiner kompletten Schutzausrüstung an einem wunderschönen Frühlingstag bei einer Tour eine Landstraße entlang, die er gut kannte. Wie aus dem Nichts fuhr ihn von hinten ein Auto an.

Wayne wurde schwer verletzt und sofort ins nächste Krankenhaus gebracht, wo die Untersuchungen und die anschließende Operation eine unerwartet weit fortgeschrittene Osteoporose der Wirbel ans Licht brachten. Die Ärzte sagten ihm, er habe aus zwei Gründen Glück gehabt: Erstens sei sein Wirbel durch den Aufprall „abgebröckelt" und habe nicht das Rückenmark geschädigt oder gar durchtrennt. So wurde eine Querschnittslähmung abgewendet, mit der nach solch einer Verletzung eigentlich zu rechnen war. Eine synthetische Schutzhülle, die um das Rückenmark gelegt wurde, tat ein Übriges. Und zweitens weiß Wayne nun, dass er Osteoporose hat, eine Erkrankung, die mit hoher Wahrscheinlichkeit erst in höherem Alter und in einem weiter fortgeschrittenen Stadium festgestellt worden wäre. Wayne nimmt allmählich sein gewohntes aktives Leben wieder auf.

Schon lange wurde Osteoporose bei jungen Langstreckenläuferinnen diagnostiziert, doch sie wurde immer mit Ess- und Menstruationsstörungen in Verbindung gebracht.[4] Zu meiner großen Überraschung erfuhr ich später, dass Osteoporose der Wirbelsäule zunehmend auch bei jungen männlichen Sportlern zu beobachten ist. Die Ursachen werden noch erforscht; eine vielversprechende Theorie dazu bezieht sich auf den Kalziumverlust durch Schwitzen.[5]

Handgewichte sind solche Kurzhanteln, die Sie schon ab 10 Euro in jedem Sportgeschäft kaufen können. Die Gewichte, mit denen Sie trainieren, sollten immer *unter* der maximalen Belastungsgrenze liegen, aber schwer genug sein, dass Ihre Muskeln etwas zu tun haben, vielleicht zwischen 1 und 4 Kilo. Probieren Sie die Übungen zuerst mit verschiedenen Gewichten aus, bis Sie *das* Gewicht finden, das für Sie eine Herausforderung darstellt, Sie aber nicht in eine schlechte Körperhaltung zwingt, sodass Sie etwa die Schultern heben oder sich nach vorn beugen.

Mittlerweile bekommt man eine unglaubliche Auswahl an Geräten, die verschiedene Muskeln ansprechen. Wie bei Gewichten sind Anleitung, Aufsicht und korrekte Ausführung der Übungen entscheidend, um Verletzungen zu vermeiden, besonders dann, wenn Sie mit dieser Art von Work-out erst anfangen. Das Problem bei solchen Übungen ist, dass viele Leute immer wieder das gleiche Programm absolvieren und dabei immer dieselben Muskeln ansprechen, andere Muskeln aber vernachlässigen.

### Spitzensport

Schließlich gibt es für den sehr geringen Prozentsatz derjenigen, die Marathonläufer oder Spitzensportler sind (oder dies anstreben), ein strukturiertes Training auf sehr hohem Niveau, das auf eine *Spitzenleistung* abzielt – die Kirsche auf dem Eisbecher.

Achtung: Menschen auf den Pyramidenstufen „Extra" oder „Spitze" sind zwar in Topform, doch wenn sie aus irgendeinem Grund mit dem Training aufhören, es unterbrechen müssen, bricht ihre Fitness ein – es sei denn, sie haben außerdem auch ein Basisprogramm grundlegender und optimaler Aktivitäten, auf die sie zurückgreifen können.

## *Tanken Sie Ihren Körper auf!*

Hat der Vergleich mit dem Eisbecher Ihren Hunger geweckt? Egal, auf welcher Stufe der Aktivitätspyramide Sie sich ansiedeln – Sie müssen essen. Wie sich herausstellt, können Sie von bestimmten „Essgewohnheiten" ebenso profitieren, wie das bei den schwerkraftbezogenen Übungsgewohnheiten der Fall ist.

Für einen Extraschub an Muskelaufbau spielt es eine Rolle, *wann* Sie auftanken. Ihr Körper ist eine Maschine, die Energie produziert und Energie verbraucht. Da leuchtet es ein, dass Sie eine gewisse Menge Sprit als *Vorrat* für das Training brauchen, um Ihren Körper vor Muskelschwäche zu schützen. Deshalb: Essen Sie etwas, *bevor* Sie sich an Ihre intensivsten Bewegungsübungen machen (wie Rasenmähen, Gartenarbeit oder Tennisspielen); oder bevor Sie trainieren, egal, zu welcher Tageszeit das ist. Das bringt auch Ihren Stoffwechsel stärker auf Trab.

Mittlerweile belegen mehrere Untersuchungen: *Kurz nach dem Training* etwas zu essen ist noch wichtiger, um die kontraproduktive Wirkung zu verhindern, dass Muskelgewebe abgebaut wird. Das gilt besonders nach dem Gewichtstraining, wenn der Muskelabbau und der Neuaufbau schneller vonstattengehen. Eine finnische Studie kam zu folgendem Ergebnis: Der Muskelaufbau steigt bis 3 Stunden nach dem Gewichtstraining um 21 Prozent, während der Muskelabbau um 17 Prozent zunimmt. Diese Ergebnisse decken sich mit Peter Ravens Untersuchung, wonach der Stoffwechsel bis zu 4 Stunden nach dem Gewichtstraining erhöht bleibt.[6]

Auch von längeren Nachwirkungen wurde berichtet; allerdings sind solche allgemeinen Schlussfolgerungen eher zweifelhaft, denn die Versuchsbedingungen der einzelnen Studien unterscheiden sich stark, was die Art, Intensität und Dauer des Trainings sowie Geschlecht und Alter der trainierten oder untrainierten Versuchsteilnehmer betrifft. Es scheint jedoch allgemeine Übereinstimmung zu herrschen, dass der Verzehr von Proteinen oder Aminosäuren – besonders verzweigtkettiger Aminosäuren wie Leucin –, während des Trainings oder kurz danach die Synthese von Muskelproteinen anregt, und das sowohl nach aerobem als auch nach isotonischem Training.[7]

Idealerweise sollten Sie innerhalb von 30 Minuten nach dem Training etwas essen, aber sicher nicht später als 2 Stunden danach. Da Sie essen, um Muskeln wiederaufzubauen, sollte das, was Sie essen, *reich an Aminosäuren und Eiweiß* sein. Dr. Bill Evans von der *University of Arkansas* empfiehlt Molke, ein einweißreiches Getränk, das bei der Käseproduktion anfällt.[8] Molke erfrischt und schmeckt gut und liefert bequem und schnell das, was Sie zum Wiederaufbau von Muskeln brauchen. Falls Ihnen das Trinken von Molke nicht zusagt, werden Sie vielleicht gern hören, dass Molke auch ein wesentlicher Bestandteil von Joghurt ist.

## Mit Schwerkraft-Trainingsgeräten die Schwerkraft manipulieren!

Um die gesundheitliche Wirkung des Schwerkraftreizes zu erhöhen, können Sie zum einen Ihr eigenes Körpergewicht nutzen, etwa indem Sie gehen, laufen, springen oder Gewichte halten; aber zum anderen können Sie auch mit mechanischen Geräten, sogenannten Schwerkraft-Trainingsgeräten, die gleiche Wirkung erzielen. Diese Geräte erhöhen nicht einfach nur die Belastung für den Körper. Sie helfen auch, das Gleichgewicht, die Koordination und die Blutdruckregulierung zu verbessern.

Positive Auswirkungen auf Muskelfunktion und Knochendichte haben außerdem Untersuchungen ergeben, bei denen „bettlägerige" Versuchspersonen die Brauchbarkeit dieser Geräte als therapeutische Maßnahmen für Astronauten testeten.[9] Durch Beschleunigung bieten sie einen stärkeren Reiz für das Innenohr und die Gehirnareale, die für die Verarbeitung der Schwerkrafteffekte zuständig sind.

Mittlerweile habe ich, glaube ich, klargemacht, dass sich die Last der Schwerkraft und der Beschleunigungsreiz auf den gesamten Körper und auf verschiedene Körperteile mit vielfältigen Mitteln erhöhen oder verringern lässt. *Schwerkraft* wird derzeit zu einem Modewort in der Fitnesswelt und als Folge davon sind mittlerweile Ausrüstungen und Aktivitäten *en vogue*, die die Nutzung der Schwerkraft für ihre Wirksamkeit in Anspruch nehmen. Ob sie tatsächlich wirken oder nicht, hängt davon ab, welchen Vergleich man heranzieht. Ein Beispiel: Wenn Sie eine Übung im aufrechten Stand mit einer im Liegen vergleichen (ob nun an einem Gerät oder nicht), dann haben Sie durch den aufrechten Stand den maximalen Schwerkraftnutzen für Muskeln, Knochen und Herzkreislauf-System. Den Nutzen für die Knochen und wahrscheinlich auch für die Muskeln und den Kreislauf können Sie noch erhöhen, wenn Sie zusätzlich die Fußsohlen noch Vibrationen aussetzen. Sitzen oder liegen Sie hingegen mit dem Kopf nach unten auf einer schrägen Unterlage, so *verringert* das den Einfluss des Schwerkraftreizes im Vergleich zur Übung in der Vertikalen.

### Fahrrad-Ergometer für die Stabilisatoren

Es gibt keine Geräte, die speziell auf die Stabilisatoren abzielen. Dr. Dorothee Debuse und Professor George Korfmacher, zwei Wissenschaftler an der *Northumbria University* in England, testen gegenwärtig ein äußerst faszinierendes Gerät, das sie entwickelt haben und mit dem man speziell die Stabilisatoren des Rumpfes und des Lendenwirbel- und Beckenbereichs ansprechen und trainieren kann. Dieses Gerät bietet eine völlig neue Trainingserfahrung und wirkt, indem es die Bewegung unterstützt:

- bei der Entsprechung von weniger als 30 Prozent der maximalen willkürlichen Kontraktion,
- über längere Zeiträume,
- bei niedrigen Frequenzen (0,5 bis 3 Hz),
- ohne gegen einen Widerstand anzuarbeiten;
- dabei verwendet es das körpereigene Energiepotenzial und keine Energie von außen.

Ein mit dem Gerät verbundener Computer berechnet die optimalen Werte, ermittelt die Leistung der Stabilisatoren und gibt dem Nutzer auditives und visuelles Feedback. Tests bestätigen, dass die Bewegung, die dieses Gerät ermöglicht, in der Tat die Stabilisatoren anspricht und trainiert. Da sich diese Muskeln aufgrund von Inaktivität, Alter oder bei Menschen mit Bewegungsstörungen als erste zurückbilden, könnte dieser Ansatz wesentlich zu grundlegender Gesundheit beitragen.

## *Hyperschwerkraft*

Die Verstärkung der Schwerkraftreize und der Erdanziehungskraft auf den Körper – auch als Hypergravitation oder Hyperschwerkraft bezeichnet – beruht auf diesem Prinzip: Je schneller sich eine Masse bewegt (Beschleunigung), desto schwerer wird sie. Beispiele: Hüpfen Sie auf einer Waage auf und ab, dann schlägt der Zeiger wild aus und bewegt sich weit über den Wert hinaus, der Ihr normales Gewicht angibt. Bei der Karussellfahrt auf dem Rummelplatz werden Sie gegen die Sitzlehne gedrückt; selbst wenn der Boden vorübergehend „verschwindet", fallen Sie nicht …

Da sind Beschleunigung und Hyperschwerkraft am Werk. Eine *geringe* Beschleunigung erreicht man bereits beim Gehen, etwas mehr beim Laufen oder Schaukeln auf einer Schaukel und noch mehr beim Hüpfen. Auf einem Fahrrad oder einem Motorrad zu fahren, auf einem Pferd zu reiten, in einem schnellen Auto oder einem Segelboot dahinzuflitzen, in einem kleinen Flugzeug zu fliegen und so die Wirkung der Schwerkraft zu manipulieren, auf Skiern oder einem Schlitten einen Hang hinabzusausen, beim Wildwasser-Rafting oder wenn man sich in einer Zentrifuge dreht – das alles bietet einen Reiz, der größer ist als 1 G, das ist „Hyperschwerkraft" und erhöht den gesundheitlichen Nutzen der Schwerkraft, besonders wenn die Hyperschwerkraft wechselweise erlebt wird, wie es bei diesen bekannten Aktivitäten der Fall ist.

## *Training und Spaß*

Die meisten dieser die Schwerkraft verstärkenden Aktivitäten verbinden wir mit Spaß. Ich weiß nicht, wie sich das wissenschaftlich erklären lässt, aber es besteht kein Zweifel: Wann immer wir Spaß und Vergnügen suchen, neigen wir spontan zu einem „Schwerkraft-Kick". (Übrigens: Auch Sex kann dazugehören …) Ein Adrenalinstoß, ein Endorphin-High, zahlreiche andere Hormone, wir atmen tiefer, das Herz schlägt schneller … – all das und mehr tritt zutage, gefolgt von einem wunderbaren Gefühl der Entspannung. Lassen Sie uns den Nutzen einiger Schwerkraft-Trainingsgeräte genauer betrachten:

### Achterbahn fahren (****)

Diese Fahrgeschäfte mit Nervenkitzel sind hervorragende Schwerkraft-Trainingsgeräte. Man ist darin abwechselnd stärkerer und geringerer Schwerkraft ausgesetzt, der Beschleunigung, wenn es hinuntergeht, und der Verlangsamung, wenn es hinaufgeht. Das macht Spaß, alle Mitfahrer kreischen vor Vergnügen!

## „Schwerkraft-gesunde" Knochen

Die Wirbelsäule von Kampffliegern ist bei Luftkampfmanövern starker Stressbelastung ausgesetzt. In dem Maß, in dem die Wirkung der Schwerkraft zunimmt, steigt auch die Belastung für die Wirbelsäule und das Becken. In Perth (Australien) überwachte Fiona Naumann an der *Edith Cowan University* mit ihren Kollegen die Knochenreaktionen mehrerer junger Kampfpiloten der australischen Luftwaffe während einer zwölfmonatigen intensiven Flugausbildung. Die Kräfte, die dabei entstanden, lagen etwa beim Drei- bis Vierfachen der normalen Erdanziehungskraft und führten zu einer elfprozentigen Zunahme der Knochendichte in der oberen Wirbelsäule und im Becken zu einer Zunahme um 5 Prozent.

## Trampolinspringen (****)

Wussten Sie, dass Sie einer finnischen Studie zufolge beim Hüpfen auf einem Trampolin an Ihren Füßen bis zu 4,5 G erzeugen können? Im Vergleich dazu erreichen Sie 1,3 G beim Gehen, 1,5 bis 2,1 G beim Laufen und bis zu 6 G Auftrittstärke bei einem Sprung. Wahrscheinlich haben Sie ein Trampolin nie für ein Schwerkraft-Trainingsgerät gehalten, aber es ist ein äußerst wirksames.[10] Herkömmlicherweise kamen nur Kinder in den Genuss, doch heute gibt es Trampoline mit einer Absturzsicherung für Erwachsene und Senioren sowie für den Fitnessraum zu Hause. Trampoline bieten eine ausgezeichnete Trainingsmöglichkeit und sind auch hervorragend fürs Gleichgewicht. Jede vertikale Beschleunigung verbessert zudem die Blasenkontrolle. Seilspringen, das Spiel „Himmel und Hölle" oder Polkatanzen sind ebenfalls sehr förderlich.

### Reiten (****)

Reiten ist fantastisch für Ihre Körperhaltung und Ihr Gleichgewicht. Wer reiten gelernt hat, weiß, wie fit man dafür sein muss und wie sehr das Reiten einen wiederum fit und geistig rege hält. Wenn Sie krumm auf dem Pferd sitzen, bringen Sie sich in Gefahr. Allein schon mit einem Pferd in der Bewegung eins zu sein und das Gleichgewicht zu halten, hilft, die Rücken-, Bauch- und Beinmuskeln des Reiters fit zu halten, zu dehnen und zu stärken, also genau die Muskeln, die wir fürs Gehen brauchen. Und welche Freude bereitet es, durch die Landschaft zu galoppieren und die frische Luft einzuatmen!

### Reitgeräte benutzen (***)

Mittlerweile gibt es Geräte, die den Anspruch erheben, das Reiten zu imitieren. Sie reichen vom Schaukelpferd für Kinder bis zu solchen, die Sie schütteln und schwungvoll anheben, um Ihnen das Gefühl zu vermitteln, Sie säßen auf einem buckelnden Pferd. Und erinnern Sie sich an die pferdeähnlichen Geräte für Kinder vor Supermärkten, wo Kinder das Schaukelpferd hinter sich lassen und für 10 Cent einmal auf einem elektrisch betriebenen Pferd mit Sattel reiten konnten …?

Das japanische Wort für Reiten heißt *joba* und so haben die Japaner das sattelähnliche Gerät genannt, das sich derzeit rasch zu einem brandheißen Fitnesstrend entwickelt. Dem Sattelritt der Kinder nicht unähnlich, ist diese Version für Erwachsene nicht unattraktiv, weil sie nicht viel Aufwand erfordert. Bei 30 Minuten *Joba* verbrennt man zwar nur etwa 100 Kalorien, doch wenn man das Gerät 15 bis 30 Minuten am Tag nutzt, und das drei Tage in der Woche, dann verbessert sich die Körperhaltung, der Stoffwechsel wird angekurbelt und die Muskeln bleiben fit – zumindest laut Aussage des japanischen Herstellers *Matsushita Electric Industrial Co.* Andere Hersteller wie *Panasonic* haben ähnliche Geräte entwickelt.

Wie auf einem Pferd muss der *Joba*-Reiter seinen Bauch anspannen, um das Gleichgewicht zu halten, und die Oberschenkel zusammendrücken, um nicht aus dem Sattel zu fallen. Den größten Nutzen bringen die Vor- und Zurückbewegung, der Rhythmus und die Frequenz, denn sie stimulieren das Steuerungszentrum für die Schwerkraft.

> *Schwerkraft ist ein Kinderspiel*
> Schon seit Langem plädiere ich für generationenübergreifende Spielplätze, wie sie in Finnland und Deutschland Schule machen. Eine Untersuchung der *University of Lappland*, die Jung und Alt mehr Freude an der Bewegung vermitteln sollte, ermunterte 40 Personen zwischen 65 und 81 Jahren, einen speziell dafür konzipierten Spielplatz zu nutzen. Nachdem die Teilnehmer drei Monate lang an Klettergerüsten geklettert waren, geschaukelt und gewippt hatten, hatten sie Muskeln auf- und Fett abgebaut. Außerdem hatten sich ihr Gleichgewicht und ihre Koordination verbessert und sie bewegten sich schneller.

### Auf Balancescheiben oder -kissen stehen oder sitzen (***)

Wie in Kapitel 2 beschrieben, spielen die „Schwerkraftrezeptoren" an den Fußsohlen und im Gesäß – das sind als Propriozeptoren bezeichnete Dehnungsrezeptoren – eine bedeutende Rolle, denn durch sie nehmen Sie Ihre räumliche Körperausrichtung wahr und durch sie reagieren Sie auf die Schwerkraft. Sie können Ihren Gleichgewichtssinn sehr schärfen, wenn Sie diese Rezeptoren reizen.

Balancescheiben oder luftgefüllte Kissen mit einem Durchmesser von 30 bis 40 cm und weichen, fühlbaren Noppen beidseits eignen sich hervorragend dazu, das Gleichgewicht zu verbessern. Denn auf diesen Scheiben zu stehen verlangt dem Gleichgewichtssinn einiges ab, es ist ein wenig so, als stünde man auf einem Wasserbett. Die Noppen reizen die Fußsohlen zusätzlich. Probieren Sie mal, auf einer solchen Scheibe zu stehen. Halten Sie sich anfangs leicht an einer Stuhllehne fest, bis Sie sich selbst ohne Hilfe im Gleichgewicht halten können. Sie erhöhen die Schwierigkeit, wenn Sie versuchen, die Balance zu halten und dabei ein Bein anheben. Einen zusätzlichen Bonus bekommen Sie dadurch, dass die Noppen Ihre Fußsohlen massieren.

Ich benutze mein Balancekissen zum Sitzen, besonders dann, wenn ich am Computer arbeite. Die leichte Instabilität, die sie hervorruft, begünstigt eine gute Körperhaltung, ohne dass man dadurch abgelenkt wird. Auch auf langen Autofahrten ist es entspannend, auf solch einem Kissen zu sitzen. Sie verlangt eine ausgeglichene Sitzhaltung und verhindert Müdigkeit und Rückenprobleme.

### Trainingsschuhe tragen (\*\*\*)

Praktischer, um Gleichgewicht und Haltung zu verbessern, sind eine Vielzahl speziell konzipierter Schuhe (etwa *Massai-Barfuß-Technologie* (MBT), *FitFlops* und *Skecher Shape-Ups*). Die Hersteller empfehlen den Kunden, sich langsam an die Schuhe zu gewöhnen, und irgendwann kann man sie den ganzen Tag lang drinnen und draußen tragen. Sie ahmen die Gehbewegung des menschlichen Fußes auf weichem, unebenem Untergrund nach und massieren den Fuß, während spezielle Einsätze in der Schuhsohle für eine leichte Instabilität sorgen, wodurch man zu ständigen spontanen Ausgleichsbewegungen gezwungen ist. Dadurch müssen auch die Muskeln, Gelenke und Knochen arbeiten. Eine verbesserte Haltung ist sofort festzustellen.

Die MBT-Schuhe wurden mir nach einer äußerst schmerzhaften Sehnenentzündung im Fußgewölbe empfohlen, aufgrund derer ich fast ein Jahr keinen Sport treiben konnte. Orthopädische Einlagen in meinen Tennisschuhen hatten nur bedingt geholfen. Der Orthopäde sagte mir, mit dieser schmerzhaften Einschränkung müsse ich leben. Inzwischen habe ich ihn Lügen gestraft. Ich trage meine MBTs ohne Einlagen und stehe wieder auf dem Tennisplatz. Noch wichtiger aber ist: Meine Haltung hat sich enorm verbessert. Diese Schuhe müssen auf die Stabilisatoren wirken.

### *Gesunde Füße – gesundes Gleichgewicht*

Don Doerr, ein ausgezeichneter, kritischer Ingenieur am *Kennedy Space Center*, dem NASA-Weltraumbahnhof, war ganz auf meine Schuhe fixiert, als wir in New Orleans die Straße entlanggingen. Er war sein ganzes Leben lang gejoggt, hatte sich aber kurz zuvor eine Sehne gerissen und versuchte nun, sich an ein Leben ohne Laufen zu gewöhnen. Ich berichtete ihm von meinen positiven

> Ergebnissen mit meinen MBT-Schuhen, dachte aber nicht weiter darüber nach, bis ich folgende E-Mail erhielt: „Nur ein kurzer Zwischenbericht über den Stand der Dinge. Meiner Frau ist mein federnder Gang in meinen MBTs aufgefallen und sie befand, dass auch ihr das guttäte. Sie kaufte sich ein Paar und war so glücklich damit, dass sie sich gleich ein weiteres Paar kaufte. Jetzt überredet sie gerade unsere jüngste Tochter zu solchen Schuhen, und weil diese eine arme Tiermedizinstudentin ist, muss ich ihr die Schuhe wohl auch kaufen …"

### Motorrad fahren (\*\*\*)

Beim Motorradfahren brauchen Sie auch als Beifahrer ein gutes Gleichgewichtsgefühl. Auf den Bermudas, wo Sie kein Auto mieten können, kommen Sie auf der Insel nur mit einem geliehenen Motorrad herum. Mein Mann war mutig genug, die Aufgabe zu übernehmen, ein solches Motorrad zu steuern, und ich klammerte mich an ihm fest, als ich damals das erste Mal auf einem Motorrad saß. Am Ende des Tages waren wir froh, noch heil zu sein, aber wir fühlten uns gestärkt. Am Tag darauf hatte ich im Bauch einen angenehmen Muskelkater. Die Beschleunigung hatte die Schwerkraftwirkung erhöht, den Gleichgewichtssinn angeregt und die Muskeln kontrahiert, sodass wir im Gleichgewicht geblieben waren.

### Eine Runde in einem Gyroskop drehen (\*\*\*\*)

Falls Sie einmal irgendwo in der Nähe des *Cosmodrome* in Manhattan (Kansas) sind, könnten Sie eine Superrunde im *Gyroskop* drehen. Das können alle, doch ein besonderer Hit ist das mit den Seniorengruppen, die dort in den vergangenen zehn Jahren Kurse absolviert haben. Meines Wissens gibt es ein Gyroskop im *Space Center* in Houston (Texas) sowie in anderen Raumfahrtmuseen auf der ganzen Welt. Diejenigen von Ihnen, die sich unter einem Gyroskop ein Navigationsinstrument vorstellen, einen Kompass oder ein Gerät, das das Schwanken von Schiffen,

Flugzeugen, Torpedos oder Raumschiffen stabilisiert, haben recht. Seine symmetrische, radähnliche Konstruktion, seine Masse und schnelle Rotation erhalten den Drehimpuls, sodass seine Rotationsachse seine Richtung beibehält. Dieses Konzept wurde so adaptiert, dass die Mitte – etwa die Taille – des Menschen, der sich darin befindet, von der Schwerkraft relativ unbeeinflusst bleibt. Ein Motor ist nicht mit im Spiel.

Die ganze Bewegung des symmetrischen, kardanisch aufgehängten Apparats mit drei Ringen wird vom Benutzer erzeugt, der durch leichte Verlagerungen des Körpergewichts das Tempo und die Bewegung steuert. Der Rotor dreht sich gleichzeitig um seine Achse und kann zu den beiden anderen Achsen hin oszillieren. Diese harmonische Anordnung bewegt den Körper im dreidimensionalen Raum, wobei sich Anstrengung und Entspannung abwechseln. Der Benutzer erhält so ein wechselndes isometrisches Ganzkörpertraining, da sich die Position des Körpers relativ zur Erdanziehung – Kopf nach oben, nach unten oder in jedem beliebigen Winkel – ständig ändert. Keine zwei „Fahrten" sind gleich; das bietet allen Körperteilen eine grenzenlose Vielfalt. Sobald Sie den Dreh heraushaben, ist das ein ganz außergewöhnliches „Rundum-Schwerkraftgerät".

Mittlerweile sind Gyroskope für den persönlichen Gebrauch auf dem Markt, etwa das *Gyrogym*. Sie werden auch eingesetzt, um Fußballern oder anderen Sportlern beizubringen, immer in ihrem Schwerpunkt zentriert zu bleiben, wenn sie in Zweikämpfe gehen und sich dabei seitwärts, vorwärts oder rückwärts bewegen. Dabei scheint dieses Gerät hauptsächlich auf die Stabilisatoren einzuwirken. Es gilt genau das Gleiche wie beim Trampolin: Falls Sie eines kaufen, vergewissern Sie sich, dass es den Sicherheitsanforderungen entspricht.

### In einer Zentrifuge rotieren (*****)

Eine Zentrifuge ist das ultimative Schwerkraft-Trainingsgerät. Sie ist ein schnell rotierender Apparat, der durch seine Fliehkraft die Wirkung der Schwerkraft und der Beschleunigung auf die Nutzer simuliert. Für mich ist eine Runde in einer Zentrifuge *Gewichtstraining für den ganzen Körper*. Schon bald werden Sie in Ihrem Fitnessstudio um die Ecke ganz selbstverständlich Zentrifugen finden, die Sie fit, schlank und stark machen.

Man ist sich noch nicht einig über die genaue Dauer, Frequenz und Intensität, also wie viel „G" pro Tag man darin haben sollte, aber es wird weiter geforscht. Wir werden die Antwort bald bekommen. Offensichtlich dürfte ähnlich wie beim Sport ein Wechsel zwischen mehr und weniger G wirkungsvoller sein als ein gleichbleibender Schwerkraftreiz. Dr. Charles Knapp und sein Forscherteam an der *University of Kentucky* haben festgestellt, dass man, genau wie beim Sport, wahrscheinlich in weniger als 30 Minuten gute Ergebnisse erzielt, indem man auf einer rotierenden Platte liegt, wenn die Schwerkraftdosis *wechselt*, die durch die Anzahl der Umdrehungen pro Minute erzeugt wird. Das Programm, das sie für bessere Blutdruckregulation erstellt haben, alterniert zwischen 90 Sekunden lang 2 G und 40 Sekunden lang 1,2 G, und das insgesamt 28 Minuten lang, inklusive Aufwärm- und Abkühlphase. Ich bin überzeugt, wirksame Ergebnisse lassen sich bereits mit kürzeren Zeiten erzielen. Sich ohne Bewegungsübungen zentrifugieren zu lassen, zielt wahrscheinlich auf die Stabilisatoren ab, die intensiver arbeiten müssen, um die Körperhaltung gegen die Schwerkraft aufrechtzuerhalten.

Sie könnten auch einen intensiv betriebenen Sport, etwa Rudern, mit der höheren Schwerkraftstufe kombinieren, um gleichzeitig Ihre Ausdauer zu verbessern. Stellen Sie sich vor, Sie könnten sowohl das Muskelsystem der Stabilisatoren als auch das der Mobilisatoren mit einer Zentrifuge trainieren. Stellen Sie sich weiter vor, Sie könnten Ihre tägliche Dosis Schwerkraft bei einer so kurzen Anwendungszeit bekommen. Wenn man sich täglich mit oder ohne Bewegung in einer Zentrifuge einer erhöhten Schwerkraft, der Hyperschwerkraft, aussetzt, dann nützt das aus meiner Sicht genauso wie die üblichen Bewegungsgewohnheiten bei 1 G, *jedoch in viel kürzerer Zeit*. Ich habe solch eine Zentrifuge entwickelt, hauptsächlich, um die Astronauten auf ihrem Weg zum Mars und zurück gesund zu erhalten, aber auch für Weltraumtouristen wie Sie, die Sie vielleicht einen Abenteuerurlaub zum Mond unternehmen oder Ihre Hochzeitsreise dahin machen möchten …

Schon bald, so hoffe ich, wird die von mir entwickelte Zentrifuge auch als Basisversion für die Anwendung auf der Erde gebaut. So lange, bis dieses Schwerkraft-Trainingsgerät allerdings in Ihrem Fitnessstudio an der Ecke oder vielleicht bei Ihnen zu Hause zur Verfügung steht, ist Ihre beste Strategie ständige Bewegung: Entwickeln und pflegen Sie die beschriebenen gesundheitsfördernden Alltagsaktivitäten in Auseinandersetzung mit der Schwerkraft als Teil Ihres Tagesablaufs. So bleiben Sie in Form, bis Sie die Vorteile einer Zentrifuge oder eines anderen Geräts nutzen können, das eines Tages vielleicht die Zeit verkürzt, die Sie trainieren müssen, um fit zu bleiben, Ihre Muskeln und Knochen kräftig zu erhalten und gleichzeitig Ihren Stoffwechsel anzuregen.

Kapitel 6

# Schwerkrafttherapie – Hilfe bei gesundheitlichen Problemen

In den bisherigen Kapiteln haben wir besprochen, wie die „Schwerkrafttherapie" Gesundheit und Wohlbefinden von Menschen verbessern kann, die infolge einer sitzenden Lebensweise unter einem Schwerkraftentzugs-Syndrom leiden. Was aber tun, wenn Ihre gesundheitliche Situation (schon) schlimmer ist? Was können Sie tun, wenn es Ihnen schwerfällt, ohne fremde Hilfe aus dem Bett oder von einem Stuhl aufzustehen? Was, wenn Sie an einer belastenden chronischen Erkrankung oder einer Verletzung leiden, die Ihre Mobilität einschränkt und an Ihren Kräften zehrt?

In einem solchen Fall haben Sie wahrscheinlich einen noch größeren Entzug an Schwerkraft erlebt als Menschen, die nur viel sitzen. Aufgrund meiner jahrelangen Forschung und meines Hintergrundes als Psychologin zog ich die Schlussfolgerung, dass viele der heutzutage häufigen chronischen Beschwerden mit einem Mangel an Bewegung in Auseinandersetzung mit der Schwerkraft zusammenhängen – etwa das Syndrom X, also das Metabolische Syndrom, Diabetes, Probleme mit dem Gleichgewicht oder Fettleibigkeit. Die gute Nachricht lautet: Diese Erkrankungen lassen sich häufig mit einer kleinen täglichen Dosis „Schwerkrafttherapie" signifikant lindern.

Im ersten Teil dieses Kapitels untersuchen wir verschiedene spezielle Probleme, für die sich die Schwerkrafttherapie eignet. Danach werden wir sehen, wie man behandeln kann, um diese Probleme mit Hyperschwerkraft und Stimulation der Schwerkraftrezeptoren zu mildern.

## Was mit Schwerkrafttherapie gemeint ist

Sie wissen mittlerweile, welchen Nutzen es hat, die belebende Schwerkraft zur *Verbesserung* der Gesundheit und Vitalität eines insgesamt intakten Körpers einzusetzen. Der Weg, mithilfe der Schwerkraft gesundheitliche *Probleme* wieder in Ordnung zu bringen, stellt lediglich eine Erweiterung der Lektionen dar, die wir von der Weltraumfahrt gelernt haben, wo außerordentlich fitte Astronauten ihre Gesundheit einbüßen, weil sie ohne Schwerkraft leben.

> Das unserem Gehirn und Körper eigene System der Bewegungssteuerung *braucht* die Schwerkraft, um ordnungsgemäß zu funktionieren. Wirksam eingesetzt, kann die Schwerkraft die Heilung bei Menschen fördern, die aufgrund einer Verletzung oder Erkrankung Steuerungsreize nicht richtig verarbeiten und weiterleiten können oder die während der Genesung von einer schweren Krankheit längere Zeit ans Bett gefesselt sind.

Lassen Sie mich, bevor ich auf einzelne Erkrankungen eingehe, zuerst *die sieben wesentlichen Grundsätze zur Optimierung Ihrer körperlichen Gesundheit und Ihrer Lebensqualität* anführen:

1. Der körperliche Zustand spiegelt den Zustand des Gehirns und des Geistes wider.
2. Wenn ein Problem auftritt, kann das anpassungsfähige Gehirn *neue* Wege zur Behebung finden. Es kann in jedem Alter geschädigte Nervenzellen (Neuronen) ersetzen oder in einem bestimmten Gehirnareal neue Neuronen bilden, in Reaktion auf Impulse aus dem übrigen Körper oder auf Reize aus der Umgebung.
3. Das Gehirn kann ein benachbartes Gehirnareal dazu heranziehen, die Funktion eines geschädigten Gebietes zu übernehmen. Ist ein Wahrnehmungssinn geschädigt, kann ein anderer dessen Aufgabe mit übernehmen.
4. Falls der Unterkörper verletzt wurde oder nicht mehr mit dem Gehirn kommuniziert, ist auch das Rückenmark anpassungsfähig; es kann „repariert" oder so programmiert werden, dass es bestimmte

motorische Funktionen übernimmt, sodass der Mensch eine gewisse Mobilität erreichen kann, selbst wenn die Koordination nicht perfekt ist.[1]
5. Falls Sie eine schwere Verletzung erlitten haben oder an einer schweren Krankheit leiden, lassen sich Ihre Chancen auf vollständige oder partielle Genesung enorm erhöhen, wenn Sie alles in Ihrer Macht Stehende tun, um die Gesundheit Ihres Gehirns und Ihres Körpers zu erhalten, unabhängig von Ihrem Schwächezustand. Die Schwerkraft zu nutzen kann dabei helfen! Wie in Kapitel 3 erläutert, wirkt die Schwerkraft als direkter mechanischer Reiz auf jede Körperzelle. Sie wird in ein chemisches oder physikalisches Signal umgewandelt, das Wachstum, Kommunikation, Heilung oder Teilung anregt, und ist somit ein mächtiger Verbündeter im Kampf gegen Atrophie und Degeneration.
6. Die Sensitivität von Rezeptoren und Sensoren, die die Schwerkraftinformation aufnehmen und verarbeiten, ändert sich, wenn ihnen die Schwerkraft fehlt oder sie der Hyperschwerkraft ausgesetzt sind. Dieser Wechsel des Schwerkrafteinflusses ist zu berücksichtigen, wenn man die Schwerkraft therapeutisch wirksam einsetzen will.
7. Je mehr Zeit zwischen einer Verletzung und dem Beginn der Schwerkrafttherapie verstreicht, desto geringer sind die Chancen der Genesung und desto länger dauert die Behandlung.

## Rehabilitation

Im Reha-Bereich hat die Schwerkrafttherapie viel zu bieten. Die negativen physiologischen Veränderungen, die bei Astronauten auftreten, die in der fast vollständigen Schwerelosigkeit des Weltraums leben, ähneln stark denen, die man typischerweise bei Patienten nach Operationen sieht oder bei Menschen, die durch eine langwierige Krankheit ihre Leistungsfähigkeit eingebüßt haben, bei bettlägerigen geriatrischen Patienten oder bei Patienten mit Rückenmarkverletzungen oder mit Gipsverbänden.

Zwar sind die Rehabilitationsmethoden heute faktisch von der Art, dass sie den Schwerkraftreiz wiederherstellen und nutzen – etwa dadurch, dass Patienten so früh wie möglich aus dem Bett geholt, also mobilisiert werden und aufrecht umherlaufen –, doch haben diese Maßnahmen überwiegend einen *ökonomischen* Hintergrund. Die Rolle der Schwerkraft mit ihren Gewichts- und Richtungssignalen wird erst allmählich erkannt. Deshalb beruhen viele Ansätze nur zum Teil auf dem genauen Verständnis der Physiologie aus der Weltraumforschung und sie wirken deshalb noch nicht durchgängig.

Aus Ihrer bisherigen Lektüre über das Schwerkraftentzugs-Syndrom ist Ihnen klar, dass Bewegungsunfähigkeit infolge einer Verletzung auch das Funktionieren der Steuerzentren und Verschaltungen im Gehirn beeinträchtigt; und dass das Gehirn auch nach der vollständigen Heilung einer Wunde länger braucht, bis es wieder seinen Zustand aus der Zeit vor der Verletzung wiedererlangt. Wenn Gehirnverbindungen durchtrennt werden, wie es bei einer Gehirn- oder Rückenmarkverletzung, bei einem Schlaganfall oder einer Verletzung oder Infektion in der Kindheit der Fall ist, dann büßt der Körper insgesamt rasch seine Fitness ein.

Zuerst leiden darunter die Blutdruckregulation, Knochen, Muskeln und Fertigkeiten, bei denen das Nervensystem eine wichtige Rolle spielt. Weil der Verletzung das Hauptaugenmerk gilt, wird mit der Rehabilitation des übrigen Körpers erst dann begonnen, wenn die körperliche Kondition bereits nachgelassen hat; das verlangsamt und erschwert die Genesung. Aus den Studien im Weltraum und mit „Bettlägerigen" wissen wir ja, dass der körperliche Abbau schon innerhalb von 24 Stunden einsetzt.

Rehabilitationstechniken profitieren sehr davon, wenn die Möglichkeiten der Schwerkrafttherapie in vollem Umfang bekannt sind: Zuallererst verhindert sie das *Einsetzen* des körperlichen Abbaus; sie umfasst sodann das Aufstehen und Herumlaufen; und sie steigert mit verschiedenen Mitteln die Schwerkraftbelastung der Patienten und verbessert ihre Schwerkraftsensitivität.

*Sitzen, aber auch intensiv betriebener Sport kann das Leben verkürzen*

Die kleinen „Hütchen" am Ende der Chromosomen, die Ihre DNS schützen und eine gesunde Zellteilung ermöglichen, die *Telomere*, werden mit zunehmendem Alter kürzer. Deshalb sind sie mittlerweile ein nützlicher Indikator für den Gesundheitszustand. Kurze Telomere werden mit Krankheiten in Verbindung gebracht wie Krebs, Herzkreislauferkrankungen, Depressionen, mit einer kürzeren Lebensdauer und einem frühen Tod.

Die schlechte Nachricht ist: Die Forschung kann inzwischen nachweisen, dass Menschen mit einem sitzenden Lebensstil ebenfalls kürzere Telomere haben. Wie Sie vielleicht schon vermuten, hilft körperliche Aktivität, die Telomere *länger* zu halten – doch nur *moderate* körperliche Bewegung. Mehr Sport ist hierbei *nicht* besser. Menschen, die körperlich sehr aktiv sind, hatten sogar kürzere Telomere, genau wie Personen, die zu viel saßen. Die Botschaft ist eindeutig: Seien Sie aktiv, aber übertreiben Sie es nicht!

## *Stoffwechselstörungen*

Die Erhöhung des Schwerkraftreizes wirkt anabolisch, regt also den Stoffwechsel an. Deshalb haben sich die verschiedenen Formen der Schwerkrafttherapie als wirksam oder vielversprechend erwiesen bei Erkrankungen, die von Stoffwechselstörungen herrühren. Dazu gehören Fettleibigkeit, Diabetes, Muskelschwund, besonders aufgrund von Infektionen wie HIV und insbesondere bei Patienten, die keinen Sport treiben können; weiter zählen darunter Osteoporose, das Nachlassen der Knochendichte und eingeschränkte Knochenbildung.

## *Gehirnschädigungen von Geburt an*

Manche Babys können aufgrund einer Erkrankung oder Gehirnverletzung die Schwerkraft nicht wahrnehmen oder sich in diesen frühen entscheidenden Entwicklungsphasen nicht bewegen. Die neuronalen Verbindungen, die für das Gleichgewicht und die Koordination zuständig sind, werden im Gehirn vielleicht nicht angelegt oder falsch angelegt und nicht richtig programmiert. Und das Gehirn von Erwachsenen ist nach einer schweren Verletzung genauso gefährdet, wenn die Gehirnzentren und -programme, die im Laufe der Entwicklung angelegt wurden, gestört werden. Die tragische Folge zeigt sich in mangelnder Koordination, in der Unfähigkeit, zu stehen und das Körpergewicht zu tragen, in Problemen bei der Entwicklung von Muskeln und Knochen und anderen Symptomen eines Schwerkraftentzugs.

Ich habe mich häufig gewundert, warum trotz allen modernen medizinischen Fortschritts anscheinend immer noch so viele ansonsten gesunde Babys bei der Geburt eine Hirnschädigung erleiden. Zum Nachdenken brachte mich ein ausführlicher Bericht von Eileen Simon und George Morley, der 2005 in der Zeitschrift *Medical Veritas* veröffentlicht wurde. Sie stellten die überzeugende und gründlich dokumentierte These auf, wonach zwischen dem sofortigen Abnabeln und einer Hirnschädigung des Neugeborenen ein Zusammenhang besteht. Ihre These basiert auf der Tatsache, dass die meisten Säuglinge innerhalb weniger Sekunden nach der Geburt zu atmen beginnen. Bei manchen jedoch unterbricht das frühzeitige Abnabeln die normale, physiologische Funktion der Plazenta und der Nabelschnur, nämlich die Lungen des Neugeborenen mit sauerstoffreichem Blut zu versorgen, bis sein Lungenkreislauf und seine Atmung funktionieren.

Durchblutung und ausreichende Blutmenge sind für die Atmung unerlässlich. Das sofortige Abnabeln verringert praktisch immer die Blutmenge des Kindes. Nachweislich werden, so die Autoren, sogar offensichtlich normale Neugeborene dauerhaft beeinträchtigt durch das geringe Blutvolumen, den niedrigen Blutdruck und den daraus resultierenden Sauerstoffmangel.

Ein Neugeborenes gleicht im Grunde einem auf die Erde zurückkehrenden Astronauten, der im Stehen ein geringeres Blutvolumen und einen niedrigen Blutdruck hat. Doch der Raumfahrer hatte zumindest *vor* seinem Weltraumflug die Gelegenheit, in der Schwerkraft der Erde Blutdruckreflexe auszubilden, die dem Herz das Signal geben, mehr Blut in den Kopf zu pumpen.

Das Neugeborene tritt aus der Schwerelosigkeit des Mutterleibs in die Welt der Schwerkraft ein. Es hatte noch keine Gelegenheit, Reflexe zu entwickeln, die den Blutdruck regulieren. Sein Herz pumpt zwar Blut, *kann* aber als Reaktion auf eine veränderte Körperhaltung nicht *stärker* pumpen, weil es so etwas nie zuvor erlebt hat. Würde das Baby *aufrecht* gehalten, dann würde die Schwerkraft sein Blut in seine Füße ziehen. Deshalb müssen die Schwestern im Kreißsaal sehr sorgfältig darauf achten, das Baby in der Waagerechten zu halten. Falls die Blutmenge des Kindes aus irgendeinem Grund abnimmt und sein Blutdruck sinkt, könnte es zu einer Katastrophe führen, wenn sein Kopf angehoben würde.

Im Jahre 1996 beförderten wir zwei Affen mit einem russischen Raumschiff für zwölf Tage ins All. Wir wollten die Veränderungen an Muskeln, Gelenken und Knochen eingehender untersuchen, als das bei Astronauten möglich ist. Nach ihrer Landung in Sibirien wurden die Affen, die lebendig und gesund aussahen, für eine genauere Untersuchung rasch zu einem Ärzteteam nach Moskau gebracht. Das erste Tier wurde für einen Ganzkörperscan in Narkose versetzt, der Zustand seiner Muskeln und Knochen sollte überprüft werden. Als die Ärzte den narkotisierten Affen aufnehmen und untersuchen wollten, hörte er bedauerlicherweise auf zu atmen. Sie versuchten, ihn wiederzubeleben, aber es gelang ihnen nicht. Das Team stellte dann fest, dass der zweite „Weltraumaffe", der auf seinem Stuhl saß und darauf wartete, bis er an der Reihe war, Anzeichen von Stress zeigte. Sie legten ihn sofort hin. Das Tier erholte sich rasch und das Team konnte die übrigen Untersuchungen wie geplant fortsetzen.

Eine unabhängige Untersuchung der Todesursache des ersten Tieres ergab, dass seine Reflexe durch den Aufenthalt im All und durch die Narkose beeinträchtigt waren. Dem Affen ging es gut, solange er sich in der Horizontalen befand. Doch er konnte nicht mit einem bedarfsgerechten Blutdruckanstieg und einer ebensolchen Blutversorgung des Gehirns reagieren, als man ihn aufrichtete und bewegte und er dabei der vollen Stärke der Erdanziehung ausgesetzt war. So schrecklich der Tod des Tieres auch war, er führte bei dem gesamten medizinischen Team zu der neuen Erkenntnis, wie wichtig es ist, Astronauten in der waagerechten Haltung zu belassen, sollte jemals unmittelbar nach der Landung eine Notversorgung erforderlich sein.

Ein Neugeborenes, das erstmals der Schwerkraft ausgesetzt ist, reagiert unmittelbar nach dem Abnabeln, wenn Blutmenge, Blutdruck und Versorgung des Gehirns mit Blut und Sauerstoff noch schwach ausgeprägt sind, außerordentlich empfindlich auf unvorsichtige Veränderungen seiner Körperhaltung. Es ist extrem sorgfältig darauf zu achten, das Kind in der Horizontalen zu halten, bis sein Körper im Laufe der Zeit die Reflexmechanismen entwickelt, die es für ein Leben in der Schwerkraft braucht.

## *Entwicklungsbeeinträchtigungen*

Das Petö-Institut, ein bewundernswert kreatives Zentrum in Budapest, bringt seit vielen Jahren Kindern mit zerebraler Lähmung das Laufen bei. Sie arbeiten mit einem Programm sich wiederholender motorischer Aktivitäten, bei denen es auf Kraft und Beweglichkeit ankommt, und das 8 Stunden am Tag und an fünf Tagen in der Woche. Dabei wird zuerst in horizontaler Körperhaltung gearbeitet und, sobald es möglich ist, in aufrechter Haltung. Anfangs tragen die Kinder zur Sicherheit ein „Geschirr", bis sie eigenständig stehen können. Je früher in ihrem Leben sie mit der Schwerkraftexposition anfangen können, desto besser sind die Ergebnisse. Von diesem Programm profitieren alle Kinder, doch die besten Resultate erzielen diejenigen, die damit anfangen, bevor sie drei Jahre alt sind. Große Aufmerksamkeit erregte vor einigen Jahren die Geschichte eines achtjährigen Jungen mit zerebraler Lähmung, Blaine Mayo, der mit seiner beharrlichen Mutter von Alabama nach Budapest zog, um sich im Petö-Institut behandeln zu lassen.[2]

Das Petö-Programm beruft sich zwar vordergründig nicht auf die Schwerkraft, doch nach meiner Überzeugung beruht sein Erfolg darauf, dass die Kinder ihre Bewegungen in aufrechter Körperhaltung lernen. Das heißt, sie nutzen die Schwerkraft, also den entscheidenden Reiz, damit sie ein Gefühl für ihr Gewicht, die Gewichtsverlagerung bei Bewegungen und die Richtung entwickeln, in die sie das Gewicht bewegen. Ich zweifle nicht daran, dass sich die Verbesserung noch schneller erreichen ließe, wenn die Hyperschwerkraft – mehr als 1 G – in einer Zentrifuge vom frühestmöglichen Alter an einbezogen würde. Das Vor- und Zurückbewegen der Beine in einer Gehbewegung ließe sich einüben, sodass das Kind, schon bevor es üblicherweise stehen würde, die Bewegung bei 1 G oder mehr *im Liegen* erleben könnte.

Als Kompromiss oder zusätzlich zu anderen Übungen profitieren Kinder mit zerebraler Lähmung oder anderen motorischen Einschränkungen von einer ähnlichen Schwerkraftnutzung etwa mit einem Türhopser oder einer Türschaukel. (Achten Sie darauf, dass ein geeignetes Sicherheitsgeschirr dabei ist.) Die Freude, die die Kinder mit einem solchen „Spielzeugsitz" erleben, zeugt von seiner Wirkung.[3]

Die Sensitivität eines Kindes für die Schwerkraft oder seine Wahrnehmungsschwelle für die Schwerkraft können ebenfalls mangelhaft sein, je nachdem, wie lange das Kind sich nicht bewegen konnte. Anfangs kann es notwendig sein, bei einer solchen Physiotherapie die Intensität oder die Frequenz des Schwerkraftreizes zu erhöhen. Der Einsatz einer Zentrifuge oder eines anderen Gerätes zu diesem Zweck kann sich eines Tages als noch nützlicher erweisen.

## *Gehirnschädigungen bei Erwachsenen*

Ein Schlaganfall, ein Aneurysma, ein Tumor, eine Erkrankung oder eine Verletzung können Gehirnzentren schädigen oder ihre Lebensader für die Blut- und Sauerstoffversorgung kappen. Das Gehirn verfügt über eine erstaunliche Resilienz und Plastizität. Bei entsprechender Stimulation, die die Schwerkraft für die motorische Koordination mit einbezieht, umgeht und überbrückt es gestörte Nervenverbindungen oder legt ganz neue an und findet so Möglichkeiten, die erlittene Schädigung zu kompensieren.

### *Zum Beispiel Emily*

Die Tochter eines Kollegen in Stanford, die wir hier Emily nennen wollen, wurde als Studentin von einem Auto angefahren, als sie ihre Katze retten wollte. Nach dem Unfall fiel sie ins Koma. Ihre Familie und ihre Freunde betreuten sie rund um die Uhr und sorgten für vielerlei Anregungen, Reize und Impulse, indem sie mit ihr redeten, ihr vorlasen oder ihr Musik vorspielten. Wochen später erlangte sie gegen jede Wahrscheinlichkeit das Bewusstsein wieder. Sobald sie sich aufsetzen konnte, bestand der nächste Schritt ihres Heilungsprozesses in täglichen Achterbahnfahrten. Irgendwann konnte sich Emily wieder ein wenig bewegen und führte ihr Studium zu Ende.

## *Rückenmarkverletzungen*

Zu einem Schwerkraftentzugs-Syndrom kommt es häufig auch bei Menschen, die aufgrund einer Rückenmarkverletzung, einer Hirnerkrankung oder einer neurologischen Erkrankung gelähmt sind. Das Rückenmark verläuft durch Nacken und Rücken und wird von den knöchernen Wirbeln geschützt. Es enthält Nerven, die Informationen zwischen dem Gehirn und dem übrigen Körper hin und her leiten. Menschen, die gelähmt sind, sind zwar von der Schwerkraft umgeben – die sie im Grunde genommen an den Rollstuhl fesselt –, können aber eine Verletzung in den Gliedmaßen unterhalb der bei ihnen geschädigten Stelle nicht spüren. In der Folge raubt ihnen die aufgezwungene Inaktivität in Kombination mit der Unfähigkeit, die Schwerkraft in ihrem Unterkörper zu spüren und zu nutzen, den Reiz, der normalerweise durch die Belastung von Beinen, Hüften und unterer Wirbelsäule mit dem Körpergewicht ausgelöst wird.

Genau so, wie wir es bei Astronauten gesehen haben, verkümmern die Beinmuskeln, die Gelenke werden steif und die Knochen brüchig. Ebenso beeinträchtigt es ihre Ausdauer und die Fähigkeit zur Blutdruckregulation, dass sie nicht ohne fremde Hilfe ihre Position wechseln oder durch Laufen oder Gehen einen Beschleunigungsreiz auslösen können. Sich beim Aufsetzen einer Ohnmacht nahe zu fühlen galt einst als Folge einer Nervenschädigung. Mittlerweile ist klar, dass das nur eine Auswirkung der Bettlägerigkeit ist. Studien zufolge reduziert Oberkörpertraining bei diesen Patienten die Ohnmachtsneigung beim Aufsetzen. Außerdem stimuliert Beschleunigung, selbst wenn sie in einem Rollstuhl sitzen, die Schwerkraftsensoren im Innenohr.

Menschen mit solchen Verletzungen, die dank ihrer Willenskraft beharrlich weitermachen, können viele derartige Einschränkungen überwinden. Sie nutzen ihren Oberkörper intensiv, um erstaunlich fit zu bleiben. Und in dem Maße, wie sie hier Kraft aufbauen, können sie sich aufsetzen und sich mit ihren Armen im Rollstuhl vorwärtsbewegen. Man sieht sie vielleicht auf einem Basketballplatz herumschwirren, eine Skipiste hinuntersausen oder Kajak fahren.

In den letzten Jahrzehnten haben Tausende gelähmte Sportler an Rollstuhlmarathons teilgenommen und sind bei Paralympischen Winter- und Sommerspielen in vielerlei Sportarten gegeneinander angetreten. Ein bemerkenswertes Beispiel für jemanden, den seine Behinderung nicht daran hindert, sich des Lebens zu freuen, ist Itzhak Perlman. Er gilt als einer der virtuosesten Geiger seiner Generation – und das, obwohl er im Alter von vier Jahren an Kinderlähmung erkrankte. Unverzagt überwältigt er sein Publikum, wenn er mit Gehhilfen und Krücken auf die Bühne kommt. Perlman ist außerdem ein enthusiastischer Verfechter des Rollstuhl-Tennisspielens.

**Wie man als abgetrennt empfundene Körperteile fit halten kann**

Wir haben bei der Weltraumforschung noch viel mehr gelernt, was Patienten mit einer Rückenmarkverletzung helfen könnte. Die Schwerkraft wirkt als mechanischer Reiz auf den Körper ein (siehe Kapitel 3). Die Dehnungssignale aufgrund bewegungsbedingter Belastungen im Knochengewebe erhöhen die Knochendichte der unteren Glieder, wohingegen ein Fehlen solcher Signale als Hauptursache für die verringerte Knochenmineraldichte in den Röhrenknochen gilt; das prädestiniert für Knochenbrüche. Patienten mit Rückenmarkverletzung gehören zu dieser Gruppe. Sie laborieren an schlecht heilenden Frakturen der unteren Gliedmaßen, weil sie nicht spüren können, wo diese sich befinden.

Wie unwahrscheinlich es auch ist, doch wenn Clinton Rubins Ansatz der Vibration mit geringer Intensität und hoher Frequenz (auch bekannt als *Dynamic Motion*, vgl. Kapitel 3) tatsächlich direkt auf Knochen und Muskeln der unteren Extremitäten einwirkt und keinen funktionierenden Zugriff auf das Gehirn über das Rückenmark braucht, dann ließen sich mit einer solchen Vibrationsbehandlung theoretisch die Muskelintegrität und die Knochendichte erhalten. Derzeit werden

Studien dazu am *Mount Sinai Medical Center* in New York durchgeführt, die eine Antwort auf diese fundamentale Frage suchen. Dieser Ansatz würde die Muskeln und Knochen der unteren Glieder fit erhalten – ein dringendes Anliegen, ganz zu schweigen von der verbesserten Heilung von Knochenbrüchen.

Einen ähnlichen Nutzen von der Vibrationstherapie könnten Patienten erwarten, deren Rückenmark zwar nicht durchtrennt ist, aber deren motorische Hirnrinde aufgrund eines Schlaganfalls verletzt ist. Profitieren könnten von der Vibrationstherapie auch Kinder und Erwachsenen mit zerebraler Lähmung oder anderen Erkrankungen, die zur Immobilität führen. Kathryn Ward und ihre Kollegen an der *University of Manchester* führten eine Untersuchung mit Kindern und Jugendlichen zwischen 4 und 19 Jahren durch, die an zerebraler Lähmung oder Muskelschwund litten. Dabei stellten sie deutliche Verbesserung nach einer Behandlung fest, bei der die Patienten sechs Monate lang an fünf Tagen in der Woche jeweils 10 Minuten am Tag auf einer vibrierenden Platte standen – die Knochendichte des Schienbeins erhöhte sich dadurch um 50 Prozent.[6] Die Belastung, der sie ausgesetzt waren, lag bei 0,3 G und die Frequenz betrug 90 Hz. Belastung, Frequenz und Dauer der Exposition variieren je nach Erkrankung des Patienten.

## Mit Schwerkrafttherapie Verbindungen wiederherstellen?

Die Schwerkrafttherapie könnte möglicherweise noch viel mehr erreichen als die reine Erhaltung, würde sie bereits kurz nach der Rückenmarkverletzung angewandt und bevor die Nerven unterhalb der verletzten Körperstelle in Mitleidenschaft gezogen sind. Einige Tierarten wie die Salamander können Verbindungen erneuern, wenn das Rückenmark durchtrennt ist. Ratten können nach Rückenmarkverletzungen wieder ein gewisses Maß an Mobilität erlangen, je nach Ausmaß der Schädigung und der Aktivitäten unter Belastung nach der Verletzung.[7] Reggie Edgerton und sein Team an der *University of California* in Los Angeles (UCLA) gründeten ihren Ansatz des Schritttrainings für den Haltungsapparat bei Menschen mit Rückenmarkverletzung auf Untersuchungen an Katzen. Diese konnten durch ein Bewegungstraining mit dem ganzen Körpergewicht hernach wieder auf dem Laufband laufen.[8]

Neue experimentelle Nachweise einer Forschergruppe unter der Leitung von Michael Sofroniew an der UCLA belegen, dass Mäuse mit Rückenmarkverletzung grundsätzlich innerhalb von acht bis zehn Wochen wieder zu laufen beginnen konnten, wenn auch nicht so gut wie vor der Verletzung. Das wurde möglich durch einen Prozess, bei dem Botschaften des Gehirns über den „Umweg" kürzerer Fasern und Verbindungen in der Mitte des Rückenmarks und um das verletzte Gebiet herum an die Glieder übermittelt wurden.[9]

Kurz gesagt geht es bei der Schwerkrafttherapie – also der Therapie mit bewusster Nutzung der Schwerkraft und dem Einsatz zeitweise *erhöhter* Schwerkraftbelastung – darum, die Stimulation durch die Schwerkraft wieder zur Geltung zu bringen. Diese Therapie dürfte Menschen nützen, die, aus welchem Grund auch immer, ein gesundheitliches Problem haben, weil sie entweder dem Einfluss der Schwerkraft weniger ausgesetzt sind oder die Schwerkraft nicht mehr wahrnehmen können. Das kann auf die Lebensweise zurückzuführen sein, es kann angeboren oder entwicklungsbedingt sein oder aus einer Verletzung oder Krankheit resultieren. Bei einem breiten Spektrum von neurologischen, stoffwechselbedingten oder sogar Sportverletzungen, die zu erzwungener Inaktivität führen, könnten die Schwerkraft, die Hyperschwerkraft oder Beschleunigungsreize die Heilung beschleunigen. Besonders wichtig ist die Schwerkrafttherapie für eine rasche und angemessene Rehabilitation.

Zum Abschluss dieses Kapitels betrachten wir einige spezielle Techniken, die Forscher für die Schwerkrafttherapie entwickeln.

## *Die Gewichtsbelastung variieren – mit Hyperschwerkraft*

### Mit einer Zentrifuge die Belastung erhöhen

Mit einer rotierenden Zentrifuge lässt sich die Wirkung der Schwerkraft auf alle, die sie benutzen, am zuverlässigsten erhöhen. Die Professoren Larry Young und Tom Jarchow am MIT stellten fest, dass sich die meisten Menschen in kurzer Zeit an ein mögliches Unbehagen gewöhnen, das auftritt, wenn sie sich mit Unterbrechungen in einer Kurzarmzentrifuge mit 2 Meter Radius befinden, die sich mit 23 Umdrehungen pro Minute dreht. Wie Sie vielleicht auf der Grundlage des bisher Gelesenen erwarten, dürfte eine solche Exposition alle unangenehmen Folgen eines Lebens ohne Schwerkraft ausgleichen. Es wird jedoch weiter geforscht, wie die *optimale* „Schwerkraftrezeptur" für einzelne Probleme aussehen könnte.

Aus Versuchen mit Tieren, die sich einige Wochen auf einer solchen, sich mit 2 G (also der doppelten Erdschwerkraft) drehenden Zentrifuge befanden, wissen wir um die äußerst positiven Auswirkungen: Die Muskeln und Knochen der Tiere werden kräftiger. Und die Tiere werden erstaunlicherweise alle magerer. Mäuse, Ratten, Kaninchen, Hühner, Hunde und Affen – sie alle verlieren den Großteil ihres Körperfetts – besonders das Bauchfett, das man nur schwer loswird. Nach acht Wochen in einer Zentrifuge mit doppelter Erdschwerkraft hatten Mäuse 55 Prozent ihres Körperfetts abgenommen! Und das nicht, weil sie weniger aßen oder aktiver waren. Das Gegenteil war der Fall – die Mäuse aßen mehr und waren weniger aktiv! Statt Aktivität oder Diät veränderte die *Schwerkraft* ihren Stoffwechsel und ließ sie abnehmen.

Für Menschen ist es augenscheinlich nicht praktikabel, ständig bei 2 G zu leben oder bei einem anderen Wert, der höher ist als das 1 G der Erde. Doch selbst bei diesen Tierversuchen stellt sich heraus, dass die Tiere sich letztlich nicht durchgehend in der Hyperschwerkraft befanden. Die Zentrifuge wurde jeden Tag für 1 bis 2 Stunden angehalten, damit man sie reinigen und Nahrung und Wasser auffüllen konnte. Weil die Tiere sich in ihren Käfigen frei bewegen konnten, durchlebten sie Phasen der Aktivität und der Inaktivität.

### *Fit werden, ohne einen Muskel zu bewegen*

In ein paar Jahren könnte eine Schlagzeile so lauten: „Einer neuen Studie zufolge verlieren Übergewichtige in 10 Jahren so viel Muskelmasse (nämlich 10 Prozent) wie Astronauten bei einer ausgedehnten Weltraummission." Und weiter: „Ärzte bekämpfen Körperfett jetzt mit der von der NASA inspirierten Humanzentrifuge, einer sich drehenden Platte, die die Schwerkraftbelastung

des Körpers verdoppelt. Das regt den Stoffwechsel an und stimuliert die Muskeln zu Kontraktionen. Die „Trainierenden" liegen auf einer an die Körperform angeglichenen Unterlage, drehen sich 10 Minuten lang mit zwanzig Umdrehungen pro Minute und profitieren davon so viel wie von 1 Stunde Gewichtheben."
Wäre das nicht toll? Aber ist das möglich? Bisher ist noch nicht belegt, dass Sie abnehmen, wenn Sie sich in einer Zentrifuge einer etwas höheren Schwerkraft aussetzen. Doch Untersuchungen an Tieren haben ergeben, dass die Nutzung einer Zentrifuge den Stoffwechsel ankurbeln, Herz und Kreislauf anregen, Knochendichte und Muskelmasse erhöhen und die Heilung von Wunden und Knochenbrüchen beschleunigen kann. Stellen Sie sich eine Zeit in der Zukunft vor, wenn Sie Körperfett ab- und Muskeln aufbauen können, während Sie zum Vergnügen Ihre Runden in einer Zentrifuge drehen!

Muss man unter doppelter Schwerkraft leben, um in diesen Vorzug des Fettabbaus zu kommen, oder wirkt eine zeitlich begrenzte, aber wiederholte Exposition genauso? Das wissen wir noch nicht. Abzuwechseln zwischen dem Aufenthalt in stärkerer und schwächerer Schwerkraft hat sich als wirksamste Methode erwiesen, die Schwerkraft bei Menschen einzusetzen, allerdings wurden die Veränderungen am Speicherfett noch nicht gemessen. Bisher gibt es auch keine Humanstudien mit kurzen Phasen erhöhter Schwerkraftexposition, bei denen untersucht wird, ob Menschen ebenso wie Kaninchen dadurch magerer werden. Nach meiner Überzeugung jedoch werden sich kurze Aufenthalte in der Hyperschwerkraft als wirksame Stoffwechselanregung erweisen. Meine Prognose lautet: Schon bald werden Zentrifugen eingesetzt werden, um das Körperfett zu reduzieren, besonders bei fettsüchtigen Menschen, die keinen Sport treiben können.

Wir wollen hier auch die ansonsten gesunden Menschen nicht vergessen, die in kürzerer Zeit stark und aktiv werden oder bleiben wollen, ohne dafür an zehn Geräten zwanzig Übungen durchzuführen. Wenn sie sich in der Hyperschwerkraft aufhalten, erledigt diese die Arbeit für sie, da sich ihre Muskeln spontan kontrahieren und ihr erhöhtes Körpergewicht Impulse für die Stärkung der Knochen auslöst – ohne ihre Masse zu vermehren.

### Zusatzgewicht bei aufrechter Körperhaltung

Vor allem Menschen, deren Knochendichte abnimmt, können ihr Körpergewicht erhöhen, indem sie beim Gehen eine Gewichtsweste oder abnehmbare Gewichte um die Fußknöchel oder Handgelenke tragen. Gewichte tragen auch Menschen, die ihre Ausdauer verbessern wollen, ohne dafür länger aktiv sein oder trainieren zu müssen.

### Dem Gehirn die Richtung einprogrammieren

Für Kinder mit unterschiedlichen Hirnverletzungen ist aufrechtes Stehen ausgesprochen nützlich, selbst wenn das Körpergewicht zum Teil durch einen Haltegurt gestützt wird. Dabei spielt es keine Rolle, ob die Hirnverletzungen angeboren sind, bei der Geburt erworben oder später aufgetreten sind. Wie bereits erwähnt, bringt das Petö-Institut in Budapest mit diesem Ansatz Kindern mit zerebraler Lähmung und ähnlichen Erkrankungen Gehbewegungen im aufrechten Stand durch wiederkehrende motorische Aktivitäten bei. Das heißt, sie lernen mithilfe der Schwerkraft, wie sie bei Bewegungen und beim Vorwärtsgehen ihr Körpergewicht wahrnehmen und halten können. Während sie sich bewegen, geben ihr Gewicht und seine Verteilung dem Gehirn Rückmeldung, sodass es die entsprechenden Verbindungen ausbilden kann.

Das ist ein Beispiel, bei dem die *Hyperschwerkraft* in einer Zentrifuge die Behandlungswirkung weiter beschleunigen dürfte, weil das Kind dadurch sein Körpergewicht an den Füßen stärker spürt, während sein Kopf zur Mitte der Zentrifuge zeigt. Sobald es sich an die Rotation gewöhnt hat, kann eine Begleitperson – ebenfalls in der Zentrifuge – die Gliedmaßen des Kindes in einer Gehbewegung vor- und zurückbewegen; oder sie werden automatisch bewegt, von einem entsprechend konzipierten Lauf- oder Schrittanimationsapparat.

### Stoßbelastung

Bei Kindern mit Hirnverletzung kann man wechselnde Belastungen, die teilweise größer sind als die normale Schwerkraft, in Form eines

„Trampolins" anbieten, das an einer Feder über dem Kopf aufgehängt ist und bei dem das Kind in einem Gurtzeug sitzt, mit Aussparungen für die Beine in der Sitzfläche. Darin kann das Kind auf und ab hüpfen, indem es sich vom Boden abdrückt. Schon bevor sie laufen lernen, oder sogar mit Behinderungen, lernen Kinder das Gefühl, das dieses „Trampolin" vermittelt, lieben – ursprünglich war es nämlich als Spielzeug entwickelt. Es macht ihnen Spaß und sie erreichen einen fantastischen Schwerkraftwert durch den nach unten gerichteten Bodenkontakt mit Gewichtsbelastung; zudem stimuliert es die Schwerkraftsensoren an ihren nackten Füßen.

### *Zum Beispiel Cameron*

Ein Junge namens Cameron, bei dem eine *Hirnerweichung* diagnostiziert wurde – die Folge eines Sauerstoffmangels bei der Geburt –, ist kein ungewöhnlicher Fall. Seine Prognose von zerebraler Lähmung und Entwicklungsverzögerungen führte unter anderem zu Problemen mit der Nahrungsaufnahme, sodass er zeitweise über eine Magensonde ernährt wurde. Zusätzlich hatte er Verständigungsschwierigkeiten. Er liebte seinen „Spielsitz" und hüpfte damit stundenlang in seinem Laufstall. Als er älter wurde, benutzte er eine entsprechend angepasste Version dieses Hüpfsitzes, der eine große Hilfe war, nicht zuletzt deshalb, weil er das Hüpfen liebt. In letzter Zeit gelingt es ihm, auf einer speziellen Balancescheibe zu sitzen (wie sie weiter vorn im Buch vorgestellt wurde), was ihm ebenfalls Spaß macht, auch wenn sie die Schwerkraftrezeptoren im Gesäß stimuliert und ihn anregt, sein Gleichgewicht besser zu halten.

Ich sehe keinen Grund, warum ähnliche Sitztrampoline nicht auch für Senioren nützlich sein sollten, die Schwierigkeiten mit dem Laufen haben. Einige Trampoline für den persönlichen Bedarf zu Hause sind im Handel erhältlich, das sind jedoch keine Sitztrampoline und es wird auch kein Gurtzeug für mehr Sicherheit mitgeliefert. Manche haben zwar eine partielle Sicherheitsumrandung, aber sie sind für Personen gedacht, deren Gleichgewicht und Kraft noch recht gut ist. Diejenigen, die wirklich von solch einem „Hüpf"-Gerät profitieren könnten, sind die Senioren in Rollstühlen, die ihre Muskeln und Knochen in den Beinen kräftigen und ihr Gleichgewichtsgefühl verbessern sollten.

## Umgedrehte Gewichtslast oder Antischwerkraft

Rückenschmerzen lassen sich lindern, indem jemand 20 bis 30 Minuten lang mit dem Kopf nach unten fixiert auf einer schräg verlaufenden Unterlage liegt. Diese Technik wird manchmal als Antischwerkraft bezeichnet, weil sie das Körpergewicht von den Füßen in den Kopf verlagert. Selbstverständlich muss dies unter ordnungsgemäßer Aufsicht durchgeführt werden. Bei dieser Technik dehnt die Schwerkraft die Wirbelsäule und die Gelenke und lindert den Druck auf die Bandscheiben. Dabei liegt man mit Gurten fixiert auf einer Liege und die Füße werden in Schuhe gesteckt, die an einem Querbalken oder einer Fußplatte angebracht sind; dann wird die Liege abwärts gedreht.

Alternativ wird für rund 10 000 € eine Reihe von Sitzungen angeboten, bei denen man einen Schwerkraft-Schutzanzug trägt, hauptsächlich um die Gefahr einer Venenthrombose oder einer Ohnmachtsneigung zu verringern, wenn man wieder die aufrechte Körperhaltung einnimmt, nachdem man mit dem Kopf nach unten gedehnt wurde. Diese Dehnung, den altmodischen Traktionstechniken nicht unähnlich, längt die Wirbelsäule und bringt vorübergehende Schmerzlinderung. Doch sobald die Patienten wieder die normale aufrechte Körperhaltung einnehmen und wieder ihr eigenes Gewicht tragen, treten meist auch ihre Symptome wieder auf. Manche Menschen allerdings bezeichnen die Erleichterung nach dieser Behandlung als „wunderbar" und einige wenige sprechen sogar von Genesung.[10]

## Vibration

Wie ich in Kapitel 3 beschrieb, experimentierte Clinton Rubin an der *State University of New York* in Stony Brook mit Möglichkeiten, dem Körper vorzugaukeln, er werde mit einem Gewicht belastet, damit dadurch die Knochen fester würden. Nach seinen Erkenntnissen ähnelt die Art von Belastung, die die Muskeln beim Sitzen oder Stehen kontinuierlich auf die Knochen ausüben – eine Belastung, die die Knochenstärke fördert – den Oszillationen einer Vibration: sehr häufig, aber klein. Weiter stellte er fest, dass zehn- bis zwanzigminütiges Stehen auf einer schwach vibrierenden Platte bei der richtigen Frequenz die Zunahme von Knochenmasse und Knochenstärke stimulierte.

Schon immer wurde vermutet, dass eine Belastung unerlässlich sei, um das Knochenwachstum anzuregen. Doch Rubin erzielte bei Mäusen noch bessere Ergebnisse, *ohne* die Knochen zu belasten, indem er Mäuse auf solchen vibrierenden Platten stehen ließ. Damit wurden die Pfoten der Tiere an fünf Tagen in der Woche 20 Minuten täglich extrem kleinen oszillierenden Beschleunigungen mit 0,6 G bei 45 Hz ausgesetzt. Die Ergebnisse waren spektakulär – 70 Prozent mehr Knochenbildung, wobei der neu gebildete Knochen infolge des Beschleunigungsreizes sowohl qualitativ als auch quantitativ besser war.

Diese Resultate müssen natürlich bei Menschen noch überprüft werden. Doch die Ergebnisse bei Mäusen sind so aufsehenerregend, dass dieser Weg, einen Schwerkraftreiz anzubieten, sehr viel verspricht. Rubin erklärt die Befunde als Beleg dafür, dass die knochenbildenden Zellen über Mechanosensoren verfügen, die die Aufgabe haben, Signale von Beschleunigungsreizen aufzunehmen und darauf zu reagieren. Eine neue Studie erörtert die Vorteile der Vibration eingehend.[11]

Dieser Mechanismus könnte eine Bedeutung haben, die über die Knochenbildung hinausreicht, als eine grundlegende Möglichkeit, wie die Schwerkraft speziell in Zellen und Gewebe übermittelt wird. Die Konsequenzen für Menschen mit Knochenschwund aufgrund von Osteoporose sind gewaltig und die Möglichkeit, dass das ein exemplarischer, allgemeingültiger Mechanismus für andere Körpersysteme ist, ist in ihren Konsequenzen noch nicht zu ermessen.

## *Die Schwerkraftrezeptoren anregen*

Alternativ lässt sich die Schwerkraftbelastung auch erhöhen, indem man die Sensitivität der Schwerkraftrezeptoren mit den nachstehend beschriebenen Techniken verbessert. Dazu zählen auch bestimmte Formen von Massage für die Fußsohlen und das Gesäß.

## Balancekissen

Mittlerweile sind vielerlei luftgefüllte Balancescheiben erhältlich. Sie haben einen Durchmesser zwischen 30 und 40 cm und taktile Noppen an der Oberfläche, mit denen sich Gleichgewicht und Oberkörperkraft trainieren lassen. Wie in Kapitel 5 beschrieben, ähneln sie einem flachen, runden, luftgefüllten Kissen; allerdings veranlasst die durch die Noppen bedingte Unebenheit die Nutzer zu ständigen kleinen Ausgleichsbewegungen, damit sie das Gleichgewicht halten, während sie auf dem Kissen sitzen. Naturgemäß stimulieren solche fortwährenden Anpassungsbewegungen immer wieder die Propriozeptoren im Gesäß. Allgemein gedacht für das Gleichgewichtstraining oder um gesunden Menschen, die viele Stunden am Schreibtisch sitzen, ein bisschen Bewegung zu verschaffen, könnten diese Kissen aber auch für Behandlungszwecke interessant sein, wie sich herausgestellt hat.

Bei einem meiner Vorträge in Chapel Hill sagte eine Grundschullehrerin aus dem Publikum, sie setze solche Kissen in ihrer fünften Klasse bei Schülern ein, die unruhig seien und sich nicht konzentrieren könnten. Die Schüler, die auf diesen Kissen saßen, wurden aufmerksamer und konnten länger stillsitzen als gewöhnlich. Damit werden zwar noch keine Aussagen über die Wirksamkeit bei Aufmerksamkeitsdefizit-Störungen gemacht, doch scheinen diese Scheiben die Konzentration bei Kindern zu verbessern.

Der oben erwähnte Junge mit der zerebralen Lähmung, Cameron, der mittlerweile sieben Jahre alt ist, hat seine eigene Balancescheibe. Seine Mutter sagte: „Sobald er sich auf seine Scheibe setzt, lächelt und redet er. Er wird immer munterer und aufmerksamer, er bekommt vor Staunen große Augen und schon bald beginnt er, mit den Füßen zu strampeln; dabei redet er und ist in Partylaune! Das gefällt ihm sehr." Cameron liebt auch seine Schaukel im Garten. Wenn er hoch genug schaukelt, fangen einige Glöckchen an zu bimmeln, die an einem benachbarten Baum hängen.

Für ein Kind wie Cameron ist jeder noch so schwache Schwerkraftreiz Therapie. Da er sich nicht selbst bewegen kann, kann er im Laufe des Tages gar nicht genug angeregt und aktiviert werden, um seine Schwerkraftsensoren fit zu halten. Ich ermunterte seine Mutter, mit ihm Achterbahn zu fahren, aber die Betreiber des Vergnügungsparks gestatteten es nicht. Als sie das nächste Mal dorthin kamen, fragte sie deshalb erst gar nicht. Sie stieg einfach ein und er war „hin und weg"! Wenn Craig und Andy Kennedys Organisation *Access Anything* (von der weiter oben in diesem Kapitel die Rede war) sich dessen annimmt, werden Menschen mit Behinderung solche fantastischen, gesundheitsfördernden Fahrten schon bald genießen können.

## Schwingplatte

Die NASA entwickelte ein Gerät mit einer Schwingplatte, um die Astronauten bei ihrer Rückkehr aus dem All zu testen. Dabei handelt es sich um eine kleine computergestützte Platte, die vor- und zurückkippt, auf der die Astronauten mit offenen und geschlossenen Augen stehen. Mit der Intensität des Schwankens wird der Grad ihres Gleichgewichts- und Koordinationsdefizits ermittelt. Im Grunde misst das Gerät, wie gut der Körper die Instabilität spüren und auf sie reagieren kann, die das Stehen auf dieser Platte auslöst. Weil das Gerät so genau misst, setzt auch das *National Institute on Aging* [dt. etwa: Staatliches Institut für Altersforschung] diesen Schwanktest in der Baltimore-Langzeitstudie über das Altern ein, um zu ermitteln, in welchem Alter sich die allerersten Anzeichen von Gleichgewichtsproblemen feststellen lassen.

Wynford Dore, ein englischer Unternehmer in Australien, griff das Konzept auf und setzte diese Schwingplatte nicht wie ursprünglich konzipiert zum Testen, sondern als Behandlungsansatz für seine Tochter ein, die schon lange mit massiven Lernschwierigkeiten zu kämpfen hatte. Dabei ging er von der Voraussetzung aus, dass die Stimulation des Kleinhirns – ein Teil des Gehirns, der Bewegung und Balance koordiniert – durch diverse Gleichgewichts- und Augenübungen die Konzentration und das Lernen verbessern würde. „Der unerwartete Durchbruch kam, als sein Unternehmen entdeckte, dass solche Programme, die zunächst für die Behandlung von Legasthenie eingesetzt wurden, auch bei ADHS eine enorme Wirkung zeigten", sagte Phil Mercer in einer Radiosendung in Sydney. Die Behandlung ist teuer, sie kostet etwa 2 500 € und dauert insgesamt bis zu 15 Monaten. Vorläufige Beobachtungen waren interessant genug und verdienten weitere Untersuchungen, die in Großbritannien und in Australien offensichtlich auch durchgeführt werden.[12]

## Reittherapie

Beim therapeutischen Reiten für Kranke und Behinderte setzt man Pferde bei vielfältigen Erkrankungen ein, auch nach Unfällen und neurologischen Verletzungen. Die dreidimensionale Bewegung des Pferdes ist die therapeutische Methode für verschiedenste kognitive, emotionale und verhaltensbezogene Störungen wie Autismus, zerebrale Lähmung, Parkinson, Multiple Sklerose, Downsyndrom, Gehirn- oder Rückenmarkverletzungen, Schlaganfälle, ADHS, Lern- oder Sprechschwierigkeiten. Sogar Seh- oder Hörbehinderungen und emotionale Störungen wie Depressionen sollen gut darauf ansprechen.

Therapeutisches Reiten ist nicht neu. Es wurde bereits in der griechischen Antike erwähnt. In den 1870er-Jahren begann ein französischer Arzt, das Reiten als Behandlung bei neurologischen Erkrankungen einzusetzen. Dabei kam er zu dem Schluss, dass die Bewegungen des Pferdes dem Gleichgewicht, der Körperhaltung, den Gelenken und den Muskeln seiner Patienten guttaten. Danelle Kern, eine Physiotherapeutin am *Loma Linda University Medical Center and Children's Hospital* in Kalifornien, hat ihr eigenes Zentrum für therapeutisches Reiten im Reche Canyon. Sie meint: „Es ist noch keine Maschine erfunden worden, die die Muskelgruppen eines Pferdes ersetzen kann, denn das Pferd bewegt sich von einer Seite zur anderen, nach vorn und zurück und nach oben und unten. Pferde ahmen den Gang des Menschen genau nach."

Kritiker tun das therapeutische Reiten als Alternativmedizin ohne nennenswerte wissenschaftliche Belege ab. Doch es lassen sich nur wenige sinnvolle Versuchsdesigns entwickeln, denn jede Behandlung ist in ihrer Art nicht exakt; verkompliziert wird das Ganze durch verschiedene Variablen, etwa die unterschiedlichen Pferde und Lehrer sowie die große Bandbreite der behandelten Erkrankungen und Beschwerden.

## Veränderung der Körperhaltung

Am einfachsten lässt sich die Schwerkraftbelastung des Körpers durch das Ändern der Körperhaltung variieren. Die meisten von uns tun das im Alltag sehr oft, nämlich indem sie aus dem Bett oder von einem Stuhl oder dem Fußboden aufstehen. Das strapaziert nicht nur Knochen und

Muskeln, sondern wirkt auch Wunder für die Entwicklung und Funktion der Sensoren, die den Blutdruck regulieren. Menschen, die diese Sensoren nie entwickelt oder sie verloren haben oder deren Sensoren ihre Sensitivität eingebüßt haben, bekommen Probleme mit ihrem Blutdruck. Beim Aufsetzen oder Aufstehen reagieren sie nicht mehr reflexartig mit einem entsprechenden Anstieg des Herzschlags, der sie ausreichend vor einem Blutdruckabfall schützt (der wiederum zur Ohnmacht führen könnte). Selbst wenn sie nicht ohnmächtig werden und fallen, fühlen sie sich unwohl, schwach, sie schwitzen möglicherweise oder es wird ihnen übel.

Besonders Diabetiker neigen zu diesen Symptomen, ebenso Menschen mit Rückenmarkverletzungen, Schlaganfall, ältere Menschen und allgemein Personen, die weniger mobil sind. Idealerweise ist das häufige und bewusste Aufstehen die einfachste Behandlung. Falls man nicht ohne fremde Hilfe aufstehen kann, könnte ein elektrisch bewegter Stuhl oder Sessel, der die Person behutsam anhebt, also eine Aufstehhilfe, die Bewegung einleiten. Menschen, die solche Stühle nutzen, stellen vielleicht fest, dass sie sie nach einer Weile nicht mehr brauchen.

Die Körperhaltung *häufig* zu wechseln bedeutet, dies im Laufe des Tages alle 15 bis 20 Minuten zu tun. Bei diesem zeitlichen Abstand kann sich der Körper ideal vom Reiz und der Reaktion auf jedes Aufstehen erholen, bevor das nächste Mal kommt. Setzen Sie sich zum Ziel, Ihre Körperhaltung dreißig- bis fünfunddreißig Mal am Tag zu ändern. Den Menschen in Pflegeheimen, die nicht alleine stehen können, könnte ein Bett, das sich mit elektrischem Antrieb vertikal stellen lässt (also nicht eines zum Aufsetzen), die erwünschte „Schwerkraftdosis" durch Haltungsveränderungen ermöglichen. Sehr wahrscheinlich werden Patienten, die sich an diese Gesundheitsempfehlungen halten, schon bald wieder allein aufstehen und umherlaufen könnten.

Stellen Sie sich nun ein Kind mit zerebraler Lähmung oder einer anderen geburtsbedingten Hirnverletzung vor, das nie in den Genuss wechselnder Körperhaltungen kam, wie sie stattfindet, wenn sich Bewegung und Koordination normal entwickeln. Solch ein Kind hat nicht die notwendigen Blutdruckreflexe ausgebildet, um auf das Aufsetzen oder Aufrecht-gehalten-Werden angemessen zu reagieren. Ein solches Kind fühlt sich vielleicht der Ohnmacht nahe, ihm ist übel, es fühlt sich unwohl, ist schwach, erbricht vielleicht, wenn es sich aufsetzt – doch woher soll man das wissen? Diese Kinder können nicht mitteilen, wie sie sich fühlen. Warum sollten Eltern oder Betreuungspersonen glauben, diese Symptome hingen nicht direkt mit der Hirnverletzung zusammen und ließen sich verhindern? Warum sollte solch ein Kind stärker beeinträchtigt sein als nötig? Häufigere Wechsel der Körperhaltung sind die richtige Antwort.

Mir ist kein Produkt im Handel bekannt, das diese Behandlung bietet, doch man könnte sich etwas Einfaches „zurechtbasteln". Als ich einmal gesunden Kindern beim Wippen zuschaute, fragte ich mich, ob ihre behinderten Geschwister nicht auch Spaß am Wippen hätten und davon profitieren könnten, wenn sie ausreichend gepolstert und geschützt mit ihrer Taille in der Mitte der Wippe lägen ... Eine steilere Neigung als bei einer Wippe wäre ideal, aber grundsätzlich ist es um vieles besser, wenn die Haltungsänderung Teil des Spielens ist.

Das sind nur einige wenige Beispiele dafür, wie das Verständnis und der Einsatz der Schwerkraft und der Hyperschwerkraft allmählich den Weg in die Behandlung von Erkrankungen des Bewegungsapparates, der Knochen, des Stoffwechsels, des Herz-Kreislauf-Systems und der Nerven finden. Aufgrund der Anpassungsfähigkeit ihres Nervensystems profitieren Säuglinge und Kleinkinder davon am meisten.

# Nachwort

Der Gesundheitszustand der Menschen verschlechtert sich weltweit. In den Vereinigten Staaten von Amerika sind zwei Drittel der Bevölkerung nicht gesund. Diesen alarmierenden Trend sollten wir aufhalten und umkehren, sonst greift er die Gesundheit der Einzelpersonen an, die Vitalität der Nationen und die Ressourcen. Da muss etwas getan werden.

Der „Übeltäter" ist weder ein Virus noch ein toxischer Schadstoff. Feind der Gesundheit ist die Veränderung der Lebensweise, die wahrscheinlich mit der Urbanisierung während der Industriellen Revolution ihren Anfang nahm. Damals vollzog sich ein Wandel: Die Menschen bearbeiteten das Land nicht mehr mit Körpereinsatz und brauchten deshalb kein deftiges Essen mehr, sondern arbeiteten vielfach mit Maschinen und an Fließbändern in Fabriken, aßen aber weiterhin genauso viel, besonders Kohlenhydrate.

Dieser Wandel beschleunigte sich im 20. Jahrhundert, als noch mehr Arbeiten im *Sitzen* ausgeführt wurden und die Menschen gleichzeitig mehr aßen, als der Körper brauchte. Und die Nahrungsmittel selbst wurden ebenfalls verändert, durch weitgehendes Verarbeiten, Abfüllen in Verpackungen und Haltbarmachen. Im nächsten Schritt wurden die Gefriertruhen eingeführt und den Nahrungsmitteln setzte man chemische Stoffe bei, um sie frisch und knackig und außerdem farblich ansprechend zu erhalten. Wohlstand und Autos für die meisten Familien reduzierten die körperliche Bewegung weiter.

Darauf folgte die elektronische Revolution. Apparate, Automatisierung, schnelle weltweite Kommunikation und die Unterhaltungselektronik machten den wenigen verbliebenen gesunden Aktivitäten sozusagen den Garaus. Doch seit der Zeit des deftigen Bauernfrühstücks hat der Appetit nicht nachgelassen. Angefangen vom Schulhof bis hin zur Lieferung bequem zu Ihnen nach Hause bieten Werbung, Verpackungsindustrie und Handel mit Fertiggerichten unermüdlich eine Stimulation nach der anderen an, mit einer unüberschaubaren Auswahl an Nahrungsmitteln, die – weil stark salz-, zucker- und fetthaltig – die Appetitzentren im Gehirn weiter anregen.

Die medizinische Versorgung ist zwar qualitativ besser als je zuvor, doch die Kosten werden unerschwinglich. Die Lösung besteht darin, die Menschen zur Rückkehr zu einer gesunden Lebensweise zu motivieren. Doch dem steht das Gesundheitssystem häufig im Weg. Ärzte sind darin ausgebildet, Patienten zu behandeln, nicht aber, sie vor dem Krankwerden zu bewahren. Der hippokratische Ansatz (frei interpretiert), der Natur selbst die Heilung zu überlassen und so wenig wie möglich einzugreifen, wird in unserer Kultur, die gern für und gegen alles eine Pille einnimmt, nicht mehr befolgt. Ein Kurs für Präventivmedizin wird in den USA im Medizinstudium nicht angeboten.

Unser medizinisches System vernachlässigt die Gesunden und sie werden häufig finanziell „bestraft", weil sie keine ärztlichen Leistungen in Anspruch nehmen. Es gibt keine finanziellen Anreize dafür, dass man gesund bleibt. Wie also lassen sich die Kranken motivieren, wieder gesund zu werden?

Wenn der schlechte Gesundheitszustand, der heute in epidemischem Ausmaß auszumachen ist, auf den Lebensstil zurückzuführen ist, dann müsste sich unsere derzeitige erschreckende Situation durch eine Änderung dieses Lebensstils umkehren lassen. Mit Kampagnen gegen das Rauchen haben wir so etwas bereits erreicht. Das Weltraumzeitalter hat uns viele moderne Technologien beschert, die eine sitzende Lebensweise begünstigen, die zu Fettleibigkeit und schlechter Gesundheit führt – es hat aber auch die Ursache des Problems und seine Lösungen aufgezeigt! Wir können nicht zu unseren alten Sitten zurückkehren, die Technologie abschaffen und unsere modernen Annehmlichkeiten aufgeben. Aber wir können uns dafür entscheiden, die gesundheitsfördernden Wirkungen der Schwerkraft wieder zu nutzen, statt dafür, dass wir uns von ihr herunterziehen lassen (auf das Sofa …). Das ist das Geheimnis, das das Leben in der Schwerelosigkeit des Weltalls enthüllt hat.

Dieses Buch ist ein Leitfaden für präventive Gesundheitsfürsorge, eine Anleitung zu einem natürlichen, gesundheitserhaltenden Lebensstil. Korrekt eingesetzt, ist die Schwerkraft ein wirkungsvoller Heiler. Außerdem macht ihre Nutzung auch großen Spaß! Schauen Sie einem Kind beim Spielen zu und Sie erkennen, dass jedes lustige Spiel, jede

Position sich der Schwerkraft entgegenstellt. Dieses lebendige Genießen der Schwerkraft sollten wir nicht mit der Kindheit enden lassen – wir brauchen es unser ganzes Leben hindurch, um die komplexen Verschaltungen und Systeme im Körper zu fördern und zu stärken. In diesem Sinne: Werden Sie also wieder zum Kind und spielen Sie!

Die medizinische Weltraumforschung weist uns darauf hin, dass der Körper den Schwerkraftreiz dann am besten wahrnimmt und darauf reagiert, wenn die Signale *häufige* Bewegungen von *geringer* Intensität sind, bei denen man innehält und wieder neu ansetzt, und das über den ganzen Tag verteilt. Dieses Buch stellt die konventionelle Vorstellung infrage, wonach eine strukturierte, intensive sportliche Betätigung einmal am Tag genügt und das Aktivsein für den Rest des Tages erspart. Die Botschaft meines Buches ist einfach:

Falls Sie Ihr Leben lang gesund, kräftig und vital sein wollen, dann bleiben Sie aktiv und in Bewegung, pflegen Sie Aktivitäten, mit denen Sie der Schwerkraft trotzen, ganz verschiedene, den ganzen Tag über, 365 Tage im Jahr.

Sie haben die Wahl. Erfolg ist eine Frage der Einstellung und die Einstellung sollte auf dem Wunsch basieren, gesund zu bleiben. *Sie* tragen die Verantwortung für Ihren Körper – nicht Ihr Staat, nicht Ihre Versicherung, nicht einmal Ihr Arzt. Werden Sie aktiv! Warum erst abwarten, bis Sie krank werden, und sich dann erst für die Gesundheit entscheiden?!

# Anhang

## Fragebogen zu Ihrem Gesundheitszustand

Wenn Sie sich hier etwas Zeit nehmen, um in sich selbst zu „investieren", dann sind Sie zu beglückwünschen. Ähnlich wie beim Bilanzieren Ihrer Altersvorsorge und anderer eventueller Kapitalanlagen, die Ihre finanzielle Basis für die Zukunft bilden, wird Ihnen dieser kurze Fragebogen helfen, Ihr derzeitiges „Guthaben" in Sachen Gesundheit zu ermitteln. Indem Sie heute bewusst etwas für Ihre Gesundheit tun, werden Sie Reserven anlegen, auf die Sie in der Zukunft bauen können, gleich welches Alter Sie haben und gleich wie Ihr körperlicher und geistig-seelischer Gesundheitszustand gegenwärtig aussieht.

Lesen Sie die folgenden Aussagen, beantworten Sie sie so ehrlich wie möglich und markieren Sie jeweils die entsprechende Ziffer.

### 1. Wie wohl fühlen Sie sich im Moment gesundheitlich?

| 1 | 2 | 3 | 4 | 5 |
|---|---|---|---|---|
| Extrem unwohl – ernste Beschwerden und/oder Schmerzen, die Selbstständigkeit und Aussehen beeinträchtigen | Unwohl – Beeinträchtigungen und/oder Schmerzen aufgrund von Erkrankungen | Ganz in Ordnung – wenig Schmerzen oder geringe Beschwerden, die gut zu verkraften sind | Insgesamt und im Allgemeinen gut – keine nennenswerten Beschwerden; aktiv und selbstständig | Sehr gut – keinerlei Beschwerden! |

## 2. Wann haben Sie die meiste Energie?

| 1 | 2 | 3 | 4 | 5 |
|---|---|---|---|---|
| Abends | Spätnachmittags | Mittags | Vormittags | Frühmorgens |

## 3. Wie zufrieden sind Sie mit Ihrem Aussehen?

| 1 | 2 | 3 | 4 | 5 |
|---|---|---|---|---|
| Unzufrieden | Ziemlich unzufrieden | Teils zufrieden, teils unzufrieden | Größtenteils zufrieden | Sehr glücklich |

## 4. Wie würden Sie Ihre Essgewohnheiten bewerten?

| 1 | 2 | 3 | 4 | 5 |
|---|---|---|---|---|
| Ich lasse Mahlzeiten aus, esse schnell und fettreich, oft unterwegs | Ich esse unregelmäßig und nicht das Gesündeste | Ich esse mal gesund und mal ungesund | Ich esse meist recht gesund und sitze dabei am Esstisch | Ich esse regelmäßig, zu festen Zeiten und durchgängig gesund |

## 5. Wie viel Wasser trinken Sie am Tag? (1 Glas = ca. 250 ml)

| 1 | 2 | 3 | 4 | 5 |
|---|---|---|---|---|
| 1 Glas | 2–3 Gläser | 4–5 Gläser | 6–7 Gläser | 8 Gläser oder mehr |

## 6. Wie gut haben Sie Ihr Gewicht im Griff?

| 1 | 2 | 3 | 4 | 5 |
|---|---|---|---|---|
| Ich liege gewöhnlich mehr als 12 Kilo über meinem Idealgewicht | Ich liege 9–12 Kilo über meinem Idealgewicht | Ich liege nicht mehr als 5–9 Kilo über meinem Idealgewicht | Ich liege nicht mehr als 5 Kilo über meinem Idealgewicht | Ich habe mein Idealgewicht |

## 7. Wie gut können Sie mit Stress umgehen?

| 1 | 2 | 3 | 4 | 5 |
|---|---|---|---|---|
| Ich fühle mich meist überfordert und angespannt und weiß nicht, wie ich mir Erleichterung verschaffen kann | Ich versuche, mit dem Stress fertig zu werden, meist indem ich etwas esse, trinke oder meine Aggressionen an anderen auslasse | Manchmal fühle ich mich überfordert und zu anderen Zeiten kann ich besser mit dem Stress umgehen | Ich kann meist recht gut mit dem Stress in meinem Leben umgehen | Ich empfinde wenig Stress in meinem Leben |

## 8. Wie gut ist Ihr Zeitmanagement?

| 1 | 2 | 3 | 4 | 5 |
|---|---|---|---|---|
| Ich liege selten im Zeitplan und schaffe es einfach nicht, Dinge rechtzeitig zu erledigen | Ich liege manchmal im Zeitplan; es fällt mir schwer, Prioritäten zu setzen, und ich glaube immer, noch mehr schaffen zu müssen | Ich schwanke zwischen guten und schlechten Tagen; manchmal erreiche ich meine Ziele, ein andermal nicht | Meistens organisiere ich meinen Tag gut und schaffe das, was ich mir vorgenommen habe | Ich kann meine Zeit regelmäßig so gut einteilen, dass ich jeden Tag schaffe, was ich mir vorgenommen habe |

## 9. Wie würden Sie Ihren Schlaf beschreiben?

| 1 | 2 | 3 | 4 | 5 |
|---|---|---|---|---|
| Ich kann nur schlecht einschlafen, wache häufig auf und nicke tagsüber oft ein | Ich schlafe selten gut und fühle mich tagsüber meistens müde | Ich schlafe oft leicht ein, wache gelegentlich auf und schlafe nur schwer wieder ein. Manchmal schlafe ich durch und wache erholt auf | Ich schlafe meistens leicht ein, wache selten mal auf, fühle mich aber im Allgemeinen ausgeruht | Ich schlafe immer leicht ein, schlafe tief und fest und wache erfrischt auf |

**10. Wie würden Sie Ihr Aktivitätsniveau beschreiben?**

| 1 | 2 | 3 | 4 | 5 |
|---|---|---|---|---|
| Den größten Teil des Tages sitze oder liege ich | Ich sitze stundenlang am Stück und bin nicht sehr aktiv | Ich bin einigermaßen aktiv, treibe gelegentlich Sport und sitze meist für den Rest des Tages | Ich treibe zwei oder drei Mal in der Woche Sport, bin häufig auf den Beinen und mache es mir zum Prinzip, aktiv zu sein | Zusätzlich zu meinem regelmäßigen sportlichen Training bin ich den ganzen Tag über aktiv |

**11. Wie würden Sie Ihre Sozialkontakte beschreiben, die Ihnen Unterstützung bieten?**

| 1 | 2 | 3 | 4 | 5 |
|---|---|---|---|---|
| Ich habe sehr wenig Kontakt mit anderen und niemanden, an den ich mich in einer Notlage wenden kann | Ich habe einige wenige Freunde, die ich selten treffe; ich bin viel allein | Ich habe ein paar Freunde, die ich sehr schätze, und wir kommunizieren und sehen uns gelegentlich | Ich habe einige Freunde und Familienmitglieder, auf die ich mich verlassen kann und mit denen ich oft Kontakt habe | Ich habe viele Kontakte zu Freunden, Nachbarn und Familienmitgliedern, auf die ich mich verlassen kann |

**12. Wie würden Sie Ihr Gleichgewicht beschreiben?**

| 1 | 2 | 3 | 4 | 5 |
|---|---|---|---|---|
| Es fällt mir schwer, ohne Unterstützung zu stehen oder zu gehen | Ich verliere rasch das Gleichgewicht und muss mich selbst für einfache Dinge hinsetzen, etwa um Strümpfe anzuziehen | Ich muss mich beim Anziehen oft irgendwo anlehnen | Ich kann meine Hose und meine Socken leicht im Stehen anziehen | Ich kann bequem 1 Minute oder länger auf einem Bein stehen |

### 13. Wie viel Zeit nehmen Sie sich an einem normalen Wochentag für sich selbst?

| 1 | 2 | 3 | 4 | 5 |
|---|---|---|---|---|
| Fast gar keine Zeit | Ich habe so viele Verpflichtungen, dass ich von Glück reden kann, wenn ich mehr als 30 Minuten für mich habe | An den meisten Tagen habe ich ausreichend Zeit für mich, aber ich wünschte, ich hätte mehr | Mehr als 3 Stunden – ich habe viel Zeit für die Tätigkeiten, die mir Freude machen | Ich habe den größten Teil des Tages für mich – ich habe nur wenige andere Verpflichtungen |

### 14. Wie alt sind Sie?

| 1 | 2 | 3 | 4 | 5 |
|---|---|---|---|---|
| 91 oder älter | 70–89 Jahre | 45–69 Jahre | 26–44 Jahre | 25 oder jünger |

### 15. Welche Beschreibung trifft Ihre Trinkgewohnheiten am besten?

| 1 | 2 | 3 | 4 | 5 |
|---|---|---|---|---|
| Ich trinke jeden Tag Alkohol; den brauche ich, um zu funktionieren | Ich nehme fast jeden Tag drei oder mehr Drinks zu mir | An den meisten Tagen nehme ich einen oder zwei Drinks zu mir. Oder: Ich bin trockener Alkoholiker | Manchmal genieße ich einen, manchmal auch zwei Drinks | Ich trinke gelegentlich ein Glas Bier oder Wein. Oder: Ich trinke überhaupt keinen Alkohol |

### 16. Wie viele Zigaretten rauchen Sie täglich?

| 1 | 2 | 3 | 4 | 5 |
|---|---|---|---|---|
| Eine Packung oder mehr | Weniger als eine Schachtel | Ich rauche an den meisten Tagen, aber weniger als 10. Oder: Ich war Raucher, habe aber aufgehört | Ich rauche gelegentlich eine Zigarette | Ich bin Nichtraucher |

**Zwischensumme** – zählen Sie alle Ihre bisherigen Punkte zusammen:

Zählen Sie 4 Punkte hinzu, wenn Sie ein Mann sind, und 5 Punkte, wenn Sie eine Frau sind:

**Gesamtpunktzahl:**

Wie ist Ihr gesundheitlicher „Kontostand"?
- *72–80 Punkte:* Ihr Gesundheitsportfolio ist breit angelegt und „kapitalkräftig"! Sie treffen gegenwärtig weise Entscheidungen, mit denen Sie in Ihre lebenslange Vitalität und Selbstständigkeit investieren.
- *59–71:* Sie investieren vernünftig in Ihre Gesundheit. Kleine Verbesserungen der Art und Weise, wie Sie derzeit mit Ihrer Gesundheit umgehen, können zu einer längeren, energiereicheren und selbstständigeren Lebenszeit führen. Bleiben Sie dran!
- *46–58:* Ihre Investitionen in die Gesundheit könnten etwas Aufmerksamkeit vertragen. Sie könnten kleine, aber bedeutsame Schritte unternehmen, um schon heute gegenzusteuern; damit investieren Sie in eine bessere Zukunft.
- *33–45:* Ihr Gesundheitszustand ist gefährdet. Sie würden enorm profitieren, wenn Sie lernen würden, Ihre Alltagsgewohnheiten zu verändern.
- *32 oder weniger:* Ihr Gesundheitszustand ist schlecht. Falls Sie jünger als 55 sind, gefährden die Entscheidungen, die Sie derzeit treffen, Ihre heutige Gesundheit und ebenso Ihre Fähigkeit, künftig selbstständig zu bleiben. Die Zeit zu handeln ist jetzt! Falls Sie das nicht schon tun, ziehen Sie einen Arzt zurate oder andere Therapeuten, um Ihre Risiken zu ermitteln und Wege zu finden, gegenzusteuern.

# Danksagungen

Dieses Buch hätte ich nicht konzipieren, schreiben und fertigstellen können ohne die wertvolle Unterstützung, Ermutigung und Integrität meines Mannes Geoffrey. Die wohlmeinenden Anstöße meines Sohnes George hielten mich ebenso in Schwung wie die unablässigen Ermunterungen meiner Freunde Molly Macauley, Dr. Bill Chadduck und James Pagliasotti. Ihre Anregungen trafen meist den Kern dessen, was ich vermitteln wollte, und halfen mir sehr, bei der Sache zu bleiben.

Ein Dankeschön an meine Lektorin Elsa Peterson, die mir half, die stilistischen Beschränkungen hinter mir zu lassen, die ich mir über viele Jahre beim Verfassen wissenschaftlicher Veröffentlichungen auferlegen musste. Ihre Arbeit und ihre Ermutigung waren mir von unschätzbarem Wert. Dank an Steve Mettee, der spürte, dass es hier etwas gab, was die Veröffentlichung wert war; ebenso bedanke ich mich bei meinem Verleger und Herausgeber Kent Sorsky für seine unschätzbare Arbeit, seine Unterstützung und seine Begeisterung.

Meine tiefe Dankbarkeit und mein Respekt gelten den bemerkenswerten Männern und Frauen – darunter der großartige John Glenn –, die sich freiwillig als Versuchsteilnehmer für Studien im Weltraum oder auf der Erde meldeten. Sie wussten, ihr Beitrag würde anderen Astronauten helfen, auf dem Weg zum Mars fit und gesund zu bleiben. Allerdings konnten sie wohl kaum ahnen, dass ihre Erfahrungen auch jeder und jedem von uns helfen würde, *hier auf der Erde* gesund zu bleiben.

*Joan Vernikos*

# Quellenverzeichnis

**Kapitel 1**

1. Branley, F. M.: *Gravity Is a Mystery*, New York: Thomas Y. Crowell, 1986
2. Ross, M. D.: "Gravity Sensor Plasticity in the Space Environment", NASA-Ames Research Center, http://astrobiology.arc.nasa.gov/workshops/1996/astrobiology/speakers/ross/ross_abstract.html; siehe auch: Ross, M. D.: "A spaceflight study of synaptic plasticity in adult rat vestibular maculas", in: *Acta Oto-Laryngologica, Supplementum* 516: S. 1–14, 1994
3. Quine, S., Morrell, S.: "Fear of loss of independence and nursing home admission in older Australians", in: *Health & Social Care in the Community*, 15(3): S. 212–220(9), Blackwell Publishing, Mai 2007
4. Hirvensalo, M., Rantanen, T., Heikkinen, E.: "Mobility difficulties and physical activity as predictors of mortality and loss of independence in the community-living older population", in: *J Amer Geriatric Soc* 48(5): S. 393–498, 2000
5. Fiatarone, M., O'Neill, E. F., Ryan, D., Clements, K. M., Solares, G. R., Nelson, M. R., Roberts, S. B., Kehayas, K. K., Lipsitz, L. A., Evans, W. J.: "Exercise training and nutritional supplementation for physical frailty in very elderly people", in: *NEJ Med*, 330: S. 1769–1775, 1994

**Kapitel 2**

1. Vernikos, J.: "Human Physiology in Space", in: *BioEssays*, 18: S. 1029–1037, 1996
2. *Florida Today* (6.2.2008, Peterson)
3. Keyak, J. H., Koyama, A. K., LeBlanc, A., Lu Y., Lang, T. F.: "Reduction in proximal femoral strength due to long-duration spaceflight", in: Bone 2009, 44(3): S. 449–453
4. Perhonen, M. A., Franco, F., Lane, L. D., Buckey, J. C., Blomquist, C. G., Zerwe, K. H. J. E., Peshok, R. M., Weatherall, P. T., Levine, B. D.: "Cardiac atrophy after bed-rest and space flight", in: *J Appl Physiol* 91: S. 645–653, 2001
5. McGavock, J. M., Hastings, J. L., Snell, P. G., McGuire, D. K., Pacini, E. L., Levine, B. D., Mitchell, J. H.: "A forty-year follow-up of the Dallas bed rest and training study: the effect of age on the cardiovascular response to exercise in men", in: *J Gerontol A Biol Sci Med Sci* 64A(2): S. 293–299, 2009

6. *National Diabetes fact sheet*: http://apps.nccd.cdc.gov/DDTSTRS/FactSheet.aspx und http://www.cdc.gov/media/releases/2011/p0126_diabetes.html
7. Haines, L., Chong, Wan K., Lynn, R., Barrett, T. G., Shield, J. P. H.: "Rising incidence of type 2 diabetes in children in the United Kingdom", in: *Diabetes Care*, 30: S. 1097–1101, 2007. http://www.cdc.gov/diabetes/projects/vda2.htm
8. http://www.cdc.gov/obesity/data/trends.html
9. Source: http://www.ahcpr.gov/CLINIC/uiovrvw.htm (Stand: 24.1.2008)
10. Vernikos, J.: *The G-Connection: Harness Gravity and Reverse Aging*, Lincoln, Nebraska: iUniverse, Inc., 2004

**Kapitel 3**

1. Vernikos, J., Ludwig, D. A., Ertl, A. C., Wade, C. E., Keil, L.C., O'Hara, D.: "Effect of standing or walking on physiological changes induced by head down bed rest", in: *Aviat Space Env Med* 67: S. 1069–1079, 1996
2. Taylor, G., Thomas, A., Nudds, R.: "Flying and swimming animals cruise at a strouhal number tuned for high power efficiency", in: *NATURE* 425: S. 707–711, 2003
3. O'Gorman, D. J.: persönliche Mitteilung, 2009; außerdem: O'Gorman, D. J., Karlsson, H. K. R., McQuaid, S., Yousif, O., Rahman, Y., Gasparro, D., Glund, S., Chibalin, A.V., Zierath, J. R., Nolan, J. J.: "Exercise training increases insulin-stimulated glucose disposal and GLUT-4 protein content in patients with Type-2 diabetes", in: *Diabetologia* 49: S. 2983–2992, 2008
4. Levine, J. A., Schleusner, S. J., Jensen, M. D.: "Energy expenditure of nonexercise activity", in: *Am J Clin Nutr* 72 (6): S. 1451–1454, 2000; siehe auch: Levine, J. A., Lanningham-Foster, L. M., McCrady, S. K., Krizan, A. C., Olson, L. R., Kane, P. H., Jensen, M. D., Clark, M. M., Levine, J. A., Vander Weg, M. W., Hill, J. O., Klesges, R. C.: "Non-exercise activity thermogenesis: the crouching tiger hidden dragon of societal weight gain" in: *Arterioscl Thromb Vasc Biol* 26(4): S. 729–736, 2006
5. Hamilton, M. T., Hamilton, D. G., Zderic, T. W.: "The role of low energy expenditure and sitting on obesity, metabolic syndrome, type 2 diabetes, and cardiovascular disease", in: *Diabetes* 56(11): S. 2655–2667, 2007
6. Winder, W. W., Baldwin, K. M., Holloszy, J. O.: "Enzymes involved in ketone utilization in different types of muscle: adaptation to exercise", in: *Eur J Biochem* 47: S. 461–467, 1974
7. Nicogossian, A. E., Huntoon, C. L., Poole, S. L.: *Space Physiology and Medicine*, Philadelphia: Lea and Febiger, 1994

8. Lipman, R. I., Raskin, P., Love, T., Triebwasser, J., Lecocq, F. R., Schnure, J. J.: "Glucose intolerance during decreased physical activity in man", in: *Diabetes* 21: S. 101–107, 1972
9. Seider, M. J., Nicholson, W. F., Booth, F. W.: "Insulin resistance for glucose metabolism in disused soleus muscle of mice", in: *Am. J. Physiol.* 242: E12–E18, 1982
10. Stout, R.: "Insulin stimulation of cholesterol synthesis by arterial tissue", in: *Lancet* 294(7618): S. 467–468, 1969
11. Reaven, G. M. (Banting Lecture 1988): "Role of insulin resistance in human disease.", *Diabetes* 37(12): S. 1595–1607, 1988
12. Stout, R., Valance-Owen, J.: "Insulin and Atheroma", in: *Lancet* 293(7605): S. 1078–1080, 1969
13. Prasad, A., Levine, B. D. (A. Klein und M. Garcia, Hrsg.): *Aging and Diastolic Heart Failure*, Kapitel 30: S. 385–400, St. Louis: GW Medical Publishing, 2008
14. Levine, J. A., Lanningham-Foster, L. M., McCrady, S. K., Krizan, A. C., Olson, L. R., Kane, P. H., Jensen, M. D., Clark, M. M.: "Interindividual variation in posture allocation: possible role in human obesity", in: *Science* 307: S. 584–586, 2005
15. Evans, J. W., Smith, A. H., Boda, J. M.: "Fat metabolism and chronic acceleration", in: *Amer. J. Physiol.* 216: S. 1468–1471, 1969
16. Andrews, Emily, in; *Daily Mail*, 11.10.2007
17. Wyatt, H. R., Peters, J. C., Reed, G. W., Barry, M., Hill, J. O.: "A Colorado statewide survey of walking and its relation to excessive weight", *Med Sci Sports Exerc* 37: S. 724–730, 2005
18. Bassett, D. R., Schneider, P. L., Huntington, G. E.: "Physical Activity in an Old Order Amish Community", in: *Med Sci Sports Exerc* 36: S. 79–85, 2004
19. Rubin, C. T., Capilla, E., Luu, Y. K., Busa, B., Crawford, H., Nolan, D. J., Mittal, V., Rosen, C. J., Pessin, J. E., Judex, S.: "Adipogenesis is inhibited by brief, daily exposure to high frequency, extremely low-magnitude mechanical signals", in: *PNAS* (6. Nov.) 104(45): S. 17879–17884, 2007
20. Floris L. Wuyts, Direktor des *Antwerp Research Center for Equilibrium and Aerospace, Dept. of Physics*, Universität Antwerpen (Belgien): persönliche Mitteilung, 2008
21. Langer, E.: *Counterclockwise: Mindful Health and the Power of Possibility*, Ballantine Books, 2009; dt. Ausgabe: *Die Uhr zurückdrehen? Gesund alt werden durch die heilsame Wirkung der Aufmerksamkeit*, Paderborn: Junfermann, 2011

22. Laposky, A. D., Bass, J., Kohsaka, A., Turek, F. W.: "Sleep and circadian rhythms: Key components in the regulation of energy metabolism", in: *FEBS Letters*, 582(1): S. 142–151, 2008
23. Langer, E., a.a.O.

## Kapitel 4

1. Kalorienwerte in Anlehnung an B. E. Ainsworth, W. L. Haskell, M. C. Whitt, M. L. Irwin, A. M. Swartz, et al.: "Compendium of physical activities: An update of activity codes and MET intensities", in: *Medicine and Science in Sports and Exercise* 32 (9): S. 498–504, 2000
2. Hardy, S. E., Perera, S., Roumani, Y. F., Chandler, J. M., Studenski, S. A.: "Improvement in usual gait speed predicts better survival in older adults", in: *J Amer Geriatrics Soc.* 55(11): S. 1727–1734, 2007
3. Moffatt, M., Lewis, C. B.: *Age-Defying Fitness: Make the Most of Your Body for the Rest of Your Life*, Georgia: Peachtree Publishers, 2006

## Kapitel 5

1. Reaven, G. M.: "Insulin Resistance, Compensatory Hyperinsulinemia, and Coronary Heart Disease: Syndrome X Revisited", in: Jefferson, L. S., Cherrington, A. D. (Hrsg.): Handbook of Physiology (Section 7: The endocrine systems. Vol. II: The endocrine pancreas and regulation of metabolism, S. 1169–1197), New York: Oxford University Press, 2001
2. Landy, F., & Conte, J.: Work in the 21st Century: An Introduction to Industrial-Organizational Psychology, Wiley-Blackwell, 2. Aufl. 2007
3. Clement, G., Gurfinkel, V. S., Lestienne, F., Lipshits, M. I., Popov, K. E.: "Changes in posture during transient perturbations in microgravity", in: Aviat Space Env Med 56: S. 666–671, 1985
4. Karen Birch: "Female athlete triad", in: BMJ 330: S. 244–246, 2005
5. Klesges, R. C., Ward, K. D., Shelton, M. L., Applegate, W. B., Cantler, E. D., Palmieri, G. M., Harmon, K., Davis, J.: "Changes in bone mineral content in male athletes. Mechanisms of action and intervention effects", in: J AMA 276(3): S. 226-30,1996; "The Why Files: Scent of an Athlete," gelesen am 10.6.2009 auf http://whyfiles.org/055oddball/sweat.html
6. Peter Raven, persönliche Mitteilung, 2008
7. Anthony, T. G., McDaniel, B. J., Knoll, P., Bunpo, P., Paul, G. L., McNurlan, M. A.: "Feeding meals containing soy or whey protein after exercise stimulates protein synthesis and translation initiation in the skeletal muscle of male rats", in: J Nutr, 137(2): S. 357–362, 2007

8. Evans, W. J., Couzens, G. S.: AstroFit, New York: The Free Press, 2002
9. Pavy LeTraon, A., Heer, Narici, M. V., Rittweger, J., Vernikos, J.: "From space to earth: advances in human physiology from 20 years of bed rest studies (1986–2006)", in: Eur J Appl Physiol 101: S. 143–194, 2007
10. http://ezinearticles.com/?Health-Benefits-Of-A-MiniTrampoline&id=753837 und http://www.needakrebounders.com/CarolsHealth_Bounce.htm

**Kapitel 6**

1. Edgerton, V. R., deLeon, R. L., Tillakaratne, N., Recktenwal, M. R., Hodgson, J. A., Roy, R. R.: "Use-dependent plasticity in spinal stepping and standing", in: *Advances in Neurology: Neuronal Regeneration, Reorganization and Repair* 72: S. 233–248, Philadelphia: Lippincott-Raven Publishers, 1997
2. "Mind and Muscle: Petö Institute brings hope to kids with cerebral palsy" (18.8.2004) auf: http://www.cbsnews.com/stories/2004/02/24/60II/main 601944.shtml (gelesen am 29.10.2007)
3. http://www.rightstart.com/search/result/?q=exersaucer; siehe auch: "Johnny Jump-Up" http://www.nextag.com/evenflo-johnny-jump-up/search-html
4. "What's New in Neurogenesis," An Interview with Fred H. Gage, Ph.D., The Dana Foundation, 2007. http://www.thedanafoundation.org
6. Ward, K., Alsop, C., Caulton, J., Rubin, C., Adams, J., Mughal, Z.: "Low magnitude mechanical loading is osteogenic in children with disabling conditions", in: *J Bone Min Res* 19: S. 360–367, 2004
7. Engesser, C. C., Ichiyama, R., Nefas, A. L., Hill, M. A., Edgerton, V. R., Cotna, C. W., Anderson, A. J.: "Wheel running following spinal cord injury improves locomotor recovery and stimulates serotonergic fiber growth", in: *Eur J Neurosci* 25: S. 1931–1939, 2007
8. Edgerton, R. V., Roy, R. R., Hodgson, J. A., Day, K., Weiss, J., Harkema, S. J., Dobkin, B., Garfinkel, A., Konigsberg, E., Kozlovskaya, I.: "How the Science and Engineering of Spaceflight Contribute to Understanding the Plasticity of Spinal Cord Injury", in: *Acta Astronautica* 47 (1): S. 51–62, 2000
9. Courtine, G., Song, B., Roy, R. R., Zhong, H., Herman, J. E., Ao, Y., Qi, J., Edgerton, V. R., Sofroniew, M. V.: "Recovery of supraspinal control of stepping via indirect propriospinal relay connections after spinal cord Injury", in: *Nature Med., Pub Med.* 6.1.2008
10. http://www.comfortchannel.com/level.itml/icOid/765; siehe auch *UC Berkeley Wellness Letter* Sept. 2001: http://www.wellnessletter.com/html/wl/2001/wlAskExperts0901.html

11. Totosy de Zepetnek, J. O., Giangregorio, B., Craven, C.: "Wholebody vibration as potential intervention for people with low bonemineral density and osteoporosis: A review", in: *J Rehab Res Dev* 46(4): S. 529–542, 2009
12. Phil Mercer auf http://www.BBCNews.com 2007; siehe auch http://www.dore.co.uk/LearningDifficulties/Default.aspx (gelesen am 24.1.2008)

*

**Hinweis des Verlags:**

Über weitere aktuelle Erkenntnisse und Forschungsergebnisse zum Thema dieses Buches – unter anderem über eine große Studie an der Universität Regensburg – berichtet ein Presseartikel vom 5.8.2014 unter folgendem Internet-Link:

http://www.welt.de/gesundheit/article130891138/Sitzen-gefaehrdet-Ihre-Gesundheit.html

# Stichwortverzeichnis

## A
Abnabeln 139
Abwechslung 71, 80, 83
Achterbahn fahren 81, 125, 143, 153
ADHS (Aufmerksamkeitsdefizit-Störung) 154 f.
Adrenalinstoß 125
aerobe Fitness 54, 102
Aldrin, Buzz 31
Altern 20 f., 28, 30, 38
Aminosäuren 122
Amisch 63
Amputationen 45
anaerobe Aktivität 60
Anderson, Clay 38
Aneurysma 142
Antioxidantien 58
Antischwerkraft 151
Anziehungskraft 22 ff., 30, 63
Armstrong, Neil 31
Arrhythmien 27
Atemübungen 110
Atrophie 136
Aufmerksamkeitsdefizit-Störung (ADHS) 154 f.
Aufstehen 54 ff., 59, 70, 80, 89 ff., 155 f.
Auftrittstärke 96, 103, 126
Augenübungen 154
Ausdauer 34, 82, 102 f.
Ausgleichsbewegungen 129, 153
Australien 126, 154
Austrocknung 34
Autismus 155

## B
Badminton 102 f.
Balancescheibe 128, 150, 153
Balancekissen 128, 153
Baltimore-Langzeitstudie über das Altern 154
Barren 100, 103
Bauchmuskeln 97, 114, 116
Beinmuskulatur 15, 51, 91, 95, 127
Belastungs-EKG 27
Belfast 60
Bergsteigen 102 f.
Bergwandern 114
Bermuda 130
Beschleunigung 31, 103
Beschleunigungsreize 100, 123 ff.
Besen 98
Bettlägerigkeit 21, 54 ff., 143
Beweglichkeit 111
Bewegungsgewohnheiten 71, 74
Bewegungsprogramm 81, 85
Bewegungsstörungen 124
Bewegungstraining 145
biomedizinische Forschung 33
Blaseninfektion 35
Blasenkontrolle 126
Blutdruckregulation 36, 54, 123
Blutgefäße 61, 66
Blutgefäßwände 55
Blutvolumen 34, 54
BMI (Body Mass Index) 44, 67
Boeing 727  22
Boston 29
Budapest 141, 149

## C
Cape Canaveral 22
Chapel Hill 153
Cholesterin 60
Colorado 62
Conrad, Pete 33
Conte, Jeffrey 108
Cosmodrome 130

## D
Darmpassage 39
Darmperistaltik 35
Debuse, Dorothee 57, 124

Degeneration 14, 136
Dehnen 72, 82, 86 ff., 93, 110 f.
Dehnungsrezeptoren 128
Depression 138, 155
Deutschland 128
Diabetes 14, 40, 44 ff., 134, 138
Diabetiker 156
Discovery 7, 20
DNS 138
Doerr, Don 129
Dore, Wynford 154
Downsyndrom 155
Drachen steigen lassen 105
Durchblutung 88, 99, 103
Dynamic Motion 144

## E

Edgerton, Reggie 145
Einstellung 71, 160
Endorphin-High 125
Energie 10 ff., 42, 51, 59 ff., 64, 71, 88, 118, 122, 124
England 115, 124
Entfernung 30
Entspannung 111 f., 125
Enzyme 60
Ermüdbarkeit 39
Erster Weltkrieg 115
Erythropoetin 34
Evans, Bill 122

## F

fetale Haltung 39
Fett 34, 39, 60
Fettleibigkeit 14, 44 f., 63, 138
Fettstoffwechsel 60
Fettzellen 65
Fiatarone, Maria 29
Finnland 128
FitFlops 129
Fitness 110
Fitnessprogramme 118
Fitnesspyramide 109 ff.
Fitnessstudio 9, 12, 57 ff., 77, 80, 82, 108, 119
Fitnesstrainer 108

Fliehkraft 131
Fußsohlen 39, 123, 128, 152

## G

Gagarin, Juri 32
G-Gewohnheiten 15, 53, 80
Gartenarbeit 70, 80, 85
Gedächtnis 115
Gehirn 12, 15, 66, 91, 99, 135, 138, 142, 149
Gehirnareale 55, 123
Gesäß 128, 150, 114
Geschmackssinn 34, 52
Gesundheits- und Fitnesspyramide 109 f.
Gewichte 30, 68, 94, 108, 118, 121
Gewichtheben 107, 148
G-Force One 22
Gleichgewicht 19, 36, 66, 103, 111 f., 129
Gleichgewichtssensoren 24
Gleichgewichtstraining 82, 84, 153
Glenn, John 7, 20, 94
Gravipause 40 ff.
Grissom, Gus 46
Großbritannien 57, 154
Gummibänder 116
Gyrogym 131
Gyroskop 130

## H

Haarzellen 26
Haltungsmuskeln 57, 62
Hamilton, Marc 59 ff.
Hampelmann 104
Handstand 51, 103
Harninkontinenz 39, 46, 117
Harvard University 71
Hausputz 80
Haut 88
Hautelastizität 40
Hawking, Stephen 22
HDL 60
Heifetz, Jascha 101
Herpes 35
Herzerkrankung 14, 45

Herzfrequenz 70, 102, 111
Herz-Kreislauf-Erkrankungen 138
Herz-Kreislauf-Funktion 44
Herz-Kreislauf-System 27
Herzleistung 34, 36, 39
Herzmuskel 10, 44
Herzmuskelwand 34
Herzprobleme 40
Herzschlagvolumen 36
„Himmel und Hölle" 51, 74, 103, 126
Hirnerkrankung 143
Hirnerweichung 150
Hirnverletzung 149, 156
HIV 38, 138
Hopsen 103
Hörbehinderungen 155
Hormone 55, 125
Houston 130
Hüften 26, 95, 100, 143
Hüpfen 42, 46, 51, 101, 103, 125, 150
„Hüpf"-Gerät 151
Hyperschwerkraft 124 ff., 146, 149

I
Immunsystem 19, 35
In die Hocke gehen 59, 91, 113 f.
Inaktivität 45, 58, 60 ff.
Indischer Ozean 25
Innenohr 24, 37, 41, 84, 100, 123, 143
Insulin 39
Insulinresistenz 58, 115
Insulinspiegel 60
Internationale Raumstation (ISS) 33, 38, 42
Internet 67, 119
Irland 58
Isolation 45
isometrische Übungen 46, 110, 116 ff.
isotonisch 107, 122
ISS 33, 38, 42

J
JAMA 101
Jarchow, Tom 146
Joba 127
Joghurt 123

K
Kajak fahren 102 ff.
Kalifornien 155
Kalzium 11
Kalziumausscheidung 34, 54
Kansas 130
kardiovaskuläre Fitness 82, 102
Kennedy Space Center 129
Kennedy, Andy 154
Kern, Danelle 155
Kernspinuntersuchungen 55
KickStart 48
Kinderlähmung 144
Klettern 51, 74, 114
Knapp, Charles 132
Knochen 11, 15, 114, 126
Knochenbildung 152
Knochenbrüche 35, 40, 115, 148
Knochendichte 18, 29, 39, 43, 148
Knochenmark 63, 65
Knochenmasse 35, 64, 151
Knochenmineraldichte 147
Knochenschwund 40, 43
Knochenstärke 151
Knochenwachstum 114, 152
kognitive Störungen 155
Kollagen 39, 88
Kollagenverbindungen 61
Koordination 14, 36, 40, 62, 79, 88, 102 f.
„Kopf nach unten" 99, 123, 151
Kopfüber-Haltungen 42, 51, 100
Kopfstand 103
Korfmacher, George 57, 124
Körperfett 39, 65, 147 f.
Körpergewicht 31, 34, 66, 85, 102, 111
Körperhaltung 21, 31, 56, 59, 61, 110, 155
Körperrhythmen 34
Körpertemperatur 34, 64
Kosmonaut 27, 42
Kraftaufbau 82
Krafttraining 114, 115 f.
Krampfadern 72
Krebs 138

## L

Landkarten im Gehirn 66, 79
Landy, Frank 108
Langer, Ellen 71
Laub aufsammeln 85
Laufband 27, 41, 54, 56
LDL 60
Legasthenie 154
Lernschwierigkeiten 154
Leucin 122
Levine, James 59
Lipoproteine 60
Lipotoxizität 61
Lou-Gehrig-Krankheit 22, 40
Lungenkreislauf 139

## M

Maazel, Lorin 102
Manhattan (Kansas) 130
Marathon 144
Marathonläufer 107, 121
Marker für Knochenschwund 54, 56
Mars 30, 81, 132, 167
Massai-Barfuß-Technologie (MBT) 129
Mayo Clinic 59
Mayo, Blaine 141
Mechanosensoren 152
Medical Veritas 139
Mehta, Zubin 102
Menopause 40
Mercer, Phil 154
Mercury-Raumschiff 33
Metabolisches Syndrom 134
Minnesota 59
Mitochondrien 58
Mobilisatoren 57, 79
Mobilität 29, 134, 145
Molke 122
Mond 30 ff., 81
Mondgesicht 34
Morley, George 139
Morrell, Stephen 28
Motoneuron-Erkrankung 22
motorische Beeinträchtigungen 142
motorische Hirnrinde 145
motorische Koordination 142
Motorrad 125, 130
Multiple Sklerose 155
Musgrave, Story 21
Muskelabbau 27
Muskelaufbau 122
Muskelausdauer 30
Muskelfasern 34, 60
Muskelintegrität 144
Muskelkontraktionen 55, 64
Muskelkoordination 88
Muskelmasse 34, 39, 115, 118
Muskelproteine 122
Muskelschwund 14, 34, 115
Muskelstärke 30, 39, 115
Muskelverletzung 36

## N

Nabelschnur 139
Nachtschweiß 40
Nackenmuskeln 51, 57, 87
NASA 7, 11, 53, 129, 154, 182
NASA-Wissenschaftler 14, 20, 26
Naumann, Fiona 126
NEAT (nicht sportbezogene thermogenetische Aktivitäten) 59 ff., 64, 107, 111
Nervenfasern 11
Nervenschädigung 143
Nervensystem 11, 23, 66
Nervenverbindungen 50, 66, 142
Nervenzellen 23, 66
neurologische Erkrankungen 143, 155
Neuronen 99, 135
New Orleans 129
New York 63, 145, 191
nicht sportlich geprägte Aktivitäten 15, 59, 77, 107, 109 f.
Nierensteine 34, 36
Nierenversagen 45

## O

Oberkörpermuskulatur 101
Ohnmacht 33, 54, 89, 143, 151, 156
orthostatische Hypotonie 54
Osteoporose 14, 63, 120, 138, 152

Oxidationsprozesse 58, 60
oxidativer Stoffwechsel 58

**P**
Paralympics 144
Parkinson 155
peripheres Sehen 36
Perlman, Itzhak 144
Perth 126
Petö-Institut 141, 149
Pflanzen 11, 23
Phillips, Bob 31
Physiotherapie 57, 142
Pilates, Joseph 115
Pilates-Übungen 115, 116
Plasmavolumen 39
Plazenta 139
Poolbillard 103
Propriozeptoren 26, 128, 153
Proteine 99, 122
Purzelbäume 51, 103

**Q**
querverlaufender Bauchmuskel 116
Querschnittslähmung 66, 120
Quine, Susan 28

**R**
Rad fahren 52, 103 f.
Rad schlagen 103
Raumschiff 32, 41, 46, 140
Raven, Peter 122
Reaktionszeit 34, 39
Reaven, Gerald 60, 107
Rechen 85
Reflexmechanismen 141
Reflexmuster 39
Rehabilitation 29, 136, 146
Reisekrankheit 84
Reiten 125, 127, 155
Reittherapie 155
Resorption im Darm 35, 39
Rezeptoren 65, 128, 136, 152
Risikozone 26, 28 ff., 43, 50
Rochester (Minnesota) 59
Rogers, Tom 29

Rollstuhl 22, 143 f., 151
Rollstuhltennis 144
Ross, Muriel 26
Rostropowitsch, Mstislaw 101
Rubin, Clinton 151, 63 ff., 81, 144, 151 f.
Rubinstein, Artur 101
Rückenmark 15, 120, 135, 143
Rückenmarkverletzung 40, 66, 136, 143, 145, 155
Rückenmuskeln 92, 108
Rückenprobleme 129
Rückenschmerzen 36, 116, 151
Rudern 52, 102 ff., 132
Rutschbahn 51, 103

**S**
San Francisco 48, 112
Sauerstoff 11, 27, 60, 99
Sauerstoffmangel 139, 150
Sauerstoffperoxide 58
Sauerstoffversorgung 141 f.
Scharapowa, Maria 116
Scheidentrockenheit 40
Schirra, Walter 33
Schlaf 14, 19, 32, 34, 36, 41, 56, 69, 111, 163
Schlafmangel 69
Schlaganfall 40, 45, 137, 142, 155 f.
Schlaganfallpatienten 66, 112
Schnee räumen 85, 98
Schrittzähler 73, 79, 82
Schulterblätter 93, 116
Schultern 10, 86 ff.
Schwerefeld 30
Schwerkraft (Definition) 7, 12, 15, 22, 25, 30 f.
Schwerelosigkeit 7 f., 20 ff., 26, 32 ff., 140
Schwerkraftanzug 151
Schwerkraftbelastung 137, 146, 155
Schwerkraftdosis 132, 156
Schwerkraftentzug 38 ff., 54
Schwerkraftentzugs-Syndrom 32 ff.
Schwerkraftexposition 141, 148
Schwerkraft-Fitness 67

# Stichwortverzeichnis

Schwerkraft-Geräte 107, 123, 131
„Schwerkraft-Gewohnheiten" 73, 78
Schwerkraftnutzen 103
Schwerkraftnutzung 30, 42 ff., 50, 53 ff.
Schwerkraftreiz 89, 91, 95
„Schwerkraft-Rezept" 19
Schwerkraftrezeptoren 128, 150, 152
Schwerkraftsensoren 26, 143
Schwerkraftstimulation 26
Schwerkrafttherapie 134 ff.
Schwerkraftvektor 31
Schwerkraftwert 81, 85 ff., 150
Schwimmen 102 f., 110, 112
Schwindel 36
Schwingplatte 37, 154
Searfoss, Rick 37
Sehnen 86 f., 96
Sehnenentzündung 129
Selbstständigkeit 28 f., 44, 58, 85, 89, 166
SELF 101
Sensoren 26, 50, 89, 136, 156
Sensorzellen für die Schwerkraft 26, 143
Sex 125
sexuelle Lust 116
Shepard, Alan 33
Sifnos 48
Simon, Eileen 139
sitzende Lebensweise 8 ff., 15, 21, 29, 38, 41, 45, 57, 134
Skateboard fahren 103
Skecher Shape-Ups 129
Skelettmuskeln 44, 57, 114
Ski fahren 52, 102, 103, 125
Skylab-Missionen 20, 33
Smith, Milt 62
Snowboard fahren 103
Sofroniew, Michael 146
Sonnensystem 30
soziale Inaktivität 45
Space Center 129 ff.
Spaß 52, 100, 125, 150
Space Shuttle 33
Sport treiben 26, 56
sportliche Aktivitäten 34, 72, 78, 82, 102 ff.

Springen 31, 81, 103
Springseil 42, 51, 102
Squash 103
Stabilisatoren 57 ff.
Stammzellen 65
Stanford University 60, 107, 142
State University of New York 63, 151
Staub saugen 71, 85
Stepptanz 101
Steuerungszentrum für die Schwerkraft 127
Stoffwechsel 57 ff., 115, 122, 143
Stoffwechselerkrankungen 59
Stoffwechselprodukte 61
Stoffwechselstörungen 138 ff.
Stout, Robert 60
Strecken 86 ff., 93
Stress 69, 111, 163
Stressabbau 88, 98
Stürze 79
Surfen 52, 103
Sydney 154

# T

Tai-Chi 79, 110, 112
Tanzen 46, 101, 126
Tauchen 103
Telomere 138
Tennis 102 f., 122, 144
Testosteronspiegel 35, 39
Testpersonen 20, 54 f., 68, 89
Texas 130
Thermogenese 59, 111, 118
Tischtennis 102 f.
Trampolin springen 81, 103, 126, 150
Triglyceride 56, 58, 60 ff.
Tumor 142

# U

Übelkeit 34, 36
Übungsgewohnheiten 108 f., 121
Übungsprogramm 77
Unabhängigkeit 28, 96
Unkraut jäten 86
Unterkörper 135

**V**
Valance-Owen, John 60
Venenthrombose 151
Verschaltungen 137, 160
Versuchsteilnehmer 60, 122
Vibration 63 ff., 81, 123, 144, 151 f.
Vibrationsbehandlung 64, 144
Vibrationsplatte 64, 81
Virusinfektionen 35
VO$_2$max 27, 44, 56
Volkstanz 101

**W**
Wachstumshormon 34, 39
Wackeligkeit 28, 36, 95
Wandern 74, 103, 110
Ward, Kathryn 145
Wärmebildung 64
Wasserpumpe 48
Weltraumforschung 12, 14, 24, 137, 144, 160
Weltraummedizin 33
Weltraummissionen 20, 33, 147
Weltraumtouristen 132
Weltraumübelkeit 34
Weltraumzeitalter 13, 32, 46, 159
Wippe 103, 157
Wirbelsäule 34, 36, 91 ff., 110, 114, 116, 126
Wostok-Raumkapsel 33
Wundheilung 35
Wuyts, Floris 64

**Y**
Yoga 67, 72, 79, 87, 92, 109 ff.
Young, John 46
Young, Larry 146

**Z**
Zahnfleischentzündungen 35
Zellteilung 138
Zentrifuge 26, 62, 81, 131 ff., 146 ff.
zerebrale Lähmung 40, 66, 141, 150
Zuckerstoffwechsel 60

# Über die Autorin

Joan Vernikos (Jahrgang 1934) stammt aus Ägypten, promovierte an der *University of London* in Pharmakologie und machte ab 1964 als Forscherin bei der NASA Karriere. Sie führte wegweisende Studien durch über Raumfahrtmedizin, die Folgen körperlicher Inaktivität, über Stress und gesundes Altern. Zwischen 1986 und 2000 hatte sie leitende Stellungen in der medizinischen Forschung bei der NASA inne und wurde mehrfach ausgezeichnet. Ergebnis ihrer Forschungstätigkeit waren grundlegende Erkenntnisse über die gesundheitsschädigenden Folgen von Schwerelosigkeit und „sitzender Lebensweise". Aus ihren Studien mit Astronauten leitete sie einfache, aber sehr wirksame Empfehlungen für die tägliche Gesundheitsvorsorge im Alltag ab.

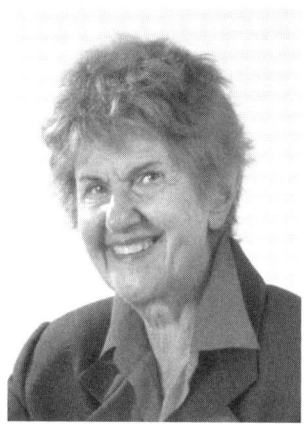

Dr. John J. Ratey, Eric Hagerman:
## Superfaktor Bewegung
*Das Beste für Ihr Gehirn*
Leseprobe: www.vakverlag.de

Jeder weiß, dass Bewegung gesund ist und die Konzentrationsfähigkeit bei Alt und Jung steigert. „Superfaktor Bewegung" ist das erste und einzige Buch, das ausführlich und umfassend darüber informiert, was Bewegung in unserem Gehirn bewirkt. Der bekannte Psychiater Dr. Ratey zeigt in leicht verständlicher Weise und mit vielen anschaulichen Fallbeispielen, wie und warum körperliche Betätigung nicht nur die Entwicklung von Intelligenz, sondern auch das soziale und emotionale Verhalten fördert und hilft, Krankheiten zu vermeiden.
Mit einem einfachen Übungsprogramm – so kommen Ihr Körper und Ihr Gehirn optimal in Form!
VAK-Taschenbuch, 352 Seiten, Paperback (12 x 19 cm)
ISBN 978-3-86731-129-8

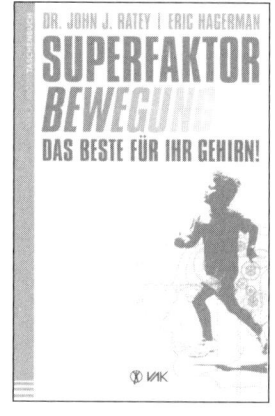

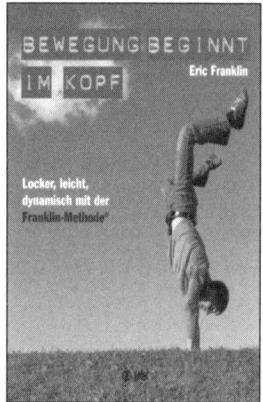

Eric Franklin:
## Bewegung beginnt im Kopf
*Locker, leicht, dynamisch mit der Franklin-Methode®*
Leseprobe: www.vakverlag.de

Bewegung beginnt im Kopf – mit diesem Ansatz ist die Franklin-Methode® nicht nur in Sport und Tanz erfolgreich, sie macht auch in Beruf und Alltag das Leben leichter. Weit über 100 einfache Bewegungsübungen – kombiniert mit einprägsamen Vorstellungsbildern – führen zu faszinierendem Erleben des eigenen Körpers. So kann man nicht nur gelenkiger werden, sondern auch Verspannungen lösen, Rückenschmerzen lindern, die Atmung verbessern, sportliches Training leichter und effektiver machen …

166 Seiten, 95 Abbildungen, Paperback (19 x 24 cm),
ISBN 978-3-86731-004-8

Hanka Sat Want Kaur, Gurucharan Singh Khalsa:
## BreathWalk® – Schritt für Schritt
*Praxisbuch Yoga-Walking*
Leseprobe: www.vakverlag.de

Es braucht nicht viel, um Körper und Geist mit neuer Energie zu versorgen: Leichte Yoga-Übungen, das richtige Atmen und einfache Schrittfolgen – BreathWalk® eben! Mit Hilfe der mehr als 200 Übungsfotos in diesem reich bebilderten Übungsbuch kann jeder mit Leichtigkeit die Methode erlernen. Wählen Sie einfach aus den 16 Varianten aus, welche Unterstützung Sie benötigen, blättern Sie zu den Anleitungsfotos, folgen Sie ihnen Schritt für Schritt, beachten Sie die Praxistipps – und dann kann es losgehen!

192 Seiten, 200 farb. Fotos, Großformat (22,3 x 28 cm),
ISBN 978-3-86731-016-1

**Abbonnieren Sie unseren Newsletter (gratis) unter: www.vakverlag.de**

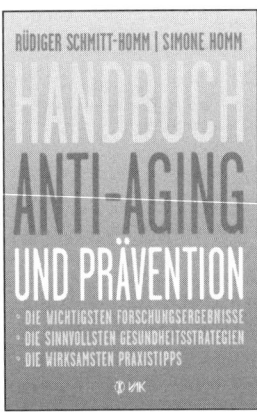

Rüdiger Schmitt-Homm, Simone Homm:
## Handbuch Anti-Aging und Prävention
*Die wichtigsten Forschungsergebnisse – Die sinnvollsten Gesundheitsstrategien – Die wirksamsten Praxistipps*
Leseprobe: www.vakverlag.de
Was passiert in unserem Körper beim Altern und womit können wir dem entgegenwirken? Die Autoren haben mit der Auswertung von mehr als 5000 Studien Pionierarbeit geleistet. Das Ergebnis ist ein einzigartiger Überblick über den Stand der Forschung mit zahlreichen konkreten Empfehlungen: was wir praktisch tun können, um unsere Vitalität und geistige Fitness länger zu erhalten, und wie wir aus dieser umfassenden „Hausapotheke" unser individuelles Anti-Aging-Programm zusammenstellen. Ein umfassendes Handbuch für jeden ab 35, für Ärzte, Heilpraktiker und Gesundheitsberater.

624 Seiten, 47 Abb., Klappenbroschur (17 x 22,5 cm)
ISBN 978-3-86731-139-7

Markus Peters:
## Gesundmacher Herz
*Wie es uns steuert, verbindet und heilt*
*Der geniale Impulsgeber für Körper und Seele*
Leseprobe: www.vakverlag.de
Der Arzt Markus Peters vermittelt ein völlig neues Verständnis vom Herzen, das über die Funktion als „Pumpe" weit hinausreicht: Es ist das zentrale Wahrnehmungs- und Verarbeitungsorgan für unsere Gefühle. Wir können sie nutzen, um Einfluss auf das Herz auszuüben, auf das vegetative Nervensystem und auch auf alle anderen Rhythmen des Organismus. Der erfahrene Arzt beleuchtet typische kardiovaskuläre Erkrankungen und zeigt die Verbindung zu anderen Erkrankungen wie Burn-out und Krebs auf. Mit Fallbeispielen sowie praktischen Übungen, die jeder leicht anwenden kann.

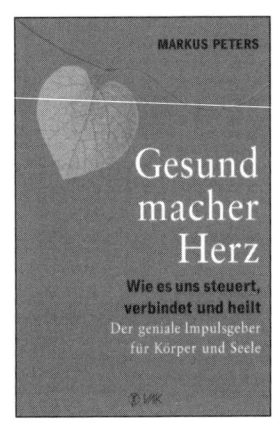

192 Seiten, 40 Abbildungen, vierfarbig, Paperback (15 x 21,5 cm)
ISBN 978-3-86731-134-2

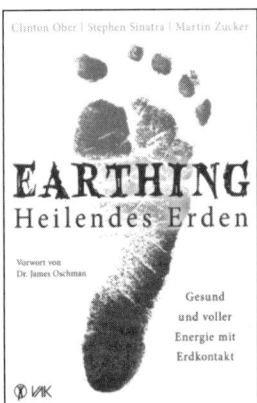

Clinton Ober, Stephen Sinatra, Martin Zucker:
## Earthing – Heilendes Erden
*Gesund und voller Energie mit Erdkontakt*
Leseprobe: www.vakverlag.de
Clinton Ober zeigt Ihnen hier, wie Sie die elektromagnetische Qualität der Erdoberfläche für Ihre Gesundheit nutzen können. Als „Erden" bezeichnet er es, wenn wir auf der Erde sitzen oder barfuß stehen oder laufen. Wenn das nicht geht, können wir uns auch erden, indem wir auf einer speziellen leitfähigen Unterlage sitzen oder schlafen, die an die Erdleitung einer Steckdose angeschlossen ist. Fehlt uns der direkte Erdkontakt, wird unser Körper anfällig für Fehlfunktionen oder Erkrankungen und wir altern schneller. Erden – so genial einfach wie Wassertrinken!

288 Seiten, 30 Abb., Paperback (16 x 22,5 cm)
ISBN 978-3-86731-091-8

**Bestellen Sie unsere kostenlosen Kataloge unter: www.vakverlag.de**